Michael Elies, Annette Kerckhoff

Schmerzen

Was tun bei ...

Schmerzen

Akupressur, Homöopathie und Naturheilkunde

Michael Elies
Annette Kerckhoff

KVC | VERLAG

KVC Verlag | NATUR UND MEDIZIN e. V.
Am Deimelsberg 36, 45276 Essen
Tel.: (0201) 56305 70, Fax: (0201) 56305 60
www.kvc-verlag.de

Elies, Michael; Kerckhoff, Annette
Schmerzen – Akupressur, Homöopathie und Naturheilkunde

Wichtiger Hinweis: Jede Dosierung oder Applikation erfolgt auf eigene Gefahr des Benutzers. Geschützte Warennamen (Warenzeichen) werden nicht besonders kenntlich gemacht.

ISBN 978-3-96562-002-5

klimaneutral
natureOffice.com | DE-574-213412
gedruckt

Umschlaggestaltung: eye-d Designbüro, Essen
Druck: Union Betriebs-GmbH, Rheinbach

Inhalt

Einleitung

Schmerzpatienten, die zum ersten Mal in meine Praxis kommen, haben meist einen längeren Leidensweg hinter sich. Kein Wunder, denn die Schmerzdiagnostik und -therapie sind mitunter sehr komplex und aufwendig. Die Patienten haben oft eine dicke Krankenakte mit zahlreichen Untersuchungsergebnissen und durchgeführten Behandlungen unter dem Arm. Da gilt es, Zeit zu investieren und dem Patienten und seiner Schmerzgeschichte gut zuzuhören, vor allem, wenn etwas diagnostisch und/ oder therapeutisch „schief" gelaufen ist.

Dann folgt die ausführliche „homöopathische" Befragung, also: Was hat den Schmerz ausgelöst? Wie fühlt sich der Schmerz an? Wodurch wird er besser, wodurch schlimmer? Welche zusätzlichen Beschwerden treten auf? Und letztlich geht es um die Frage, was ist das für ein Mensch, wie geht er mit seinem Schmerz um: ungeduldig, ergeben, ärgerlich, traurig? Kann er oder sie einen Sinn im Leiden entdecken?

Naturheilkunde und Komplementärmedizin bieten ein weites Spektrum an Möglichkeiten, um den Patienten zu begegnen und zusammen mit ihm oder ihr einen individuellen Therapieplan zu erarbeiten. Dieser sieht dann in der Regel und ausdrücklich auch Selbstbehandlungstechniken vor! So weit die Theorie.

* * *

In einem kleinen Buch kann die Schmerz-(Selbst)behandlung natürlich nicht adäquat und erschöpfend abgebildet werden. Daher beschränken wir uns hier auf pragmatische Lösungen, die von den Patienten leicht selbst zuhause angewendet werden können – entweder zur Überbrückung bis zum Arztbesuch oder als Begleitbehandlung. So habe ich mit Annette Kerckhoff zusammen diesen Ratgeber geschrieben, der Ihnen Anregungen und Hilfe geben soll.

Ihr Michael Elies

Selbsthilfe bei Schmerzen?

Achtung! Akute Schmerzen sind ein Warnzeichen und müssen ärztlich abgeklärt werden. Bei einem Ihnen **neuen, unbekannten Schmerz** gehen Sie bitte auf jeden Fall zum Arzt.

Selbsthilfe bei Schmerzen ist dann angezeigt, wenn der Schmerz bekannt ist: Wir haben Kopfschmerzen, wenn wir zu wenig getrunken haben, Magenschmerzen, wenn wir durcheinandergegessen haben, Rückenschmerzen, wenn wir lange im Garten gearbeitet haben. In solchen Fällen sind es oft einfache Maßnahmen der Selbsthilfe, die Linderung verschaffen.
Die Komplementärmedizin bietet Strategien, die bei leichten Schmerzen zunächst ausschließlich, bei anhaltenden oder schweren Schmerzen auch unterstützend zur ärztlichen Therapie eingesetzt werden (bitte immer in Absprache mit dem behandelnden Arzt!).
Das vorliegende Buch möchte Sie einladen, diese Strategien aus dem weiten Spektrum der Komplementärmedizin kennenzulernen. Dabei handelt es sich um bewährte Anwendungen, die sich auch ohne große Vorkenntnisse gut umsetzen lassen.

Vielleicht lernen Sie mit dieser Broschüre die Komplementärmedizin erst kennen. Das macht gar nichts – im Gegenteil, es freut uns! Wir haben uns bemüht, auch einfache Anwendungen für „Einsteiger“ anzubieten.
Unsere Bitte ist: Blättern Sie das Büchlein zu einem Zeitpunkt, an dem Sie *keine* Schmerzen haben, in Ruhe durch. Sie werden neben Anwendungen, die keinerlei „Equipment“ erfordern und daher gut für unterwegs geeignet sind, eine Reihe von Präparaten aus dem naturheilkundlichen Bereich finden, die Sie am besten vorsorglich zuhause haben sollten – falls Schmerzen auftreten oder falls Sie für die nächste Reise eine kleine Schmerzapotheke in den Koffer packen möchten.

Aufbau und Konzept des Buches

Wir gehen zunächst ganz allgemein auf Schmerzen ein, dann auf Anwendungen, die gegen Schmerzen hilfreich sind. Wir zeigen Ihnen die Technik der Akupressur mit Punkten aus der Traditionellen Chinesischen Medizin und der koreanischen Handakupunktur. Sie lernen homöopathische Arzneimittel kennen – sowohl Mischungen (Komplexmittel) für Einsteiger als auch wichtige Einzelmittel, die nach der vorherrschenden Symptomatik ausgewählt werden. Es folgen allgemeine Empfehlungen aus der Naturheilkunde. Der zweite Teil widmet sich bestimmten Schmerzen von Kopf bis Fuß.

Unsere Überlegungen dabei waren, dass wir die Anwendungen nicht allein von den Schmerzorten her unterteilen, sondern auch von der Situation, in der sie auftreten. Denn, das kennt ja jeder: Schmerzen können einen überall erwischen. Und so unterteilen wir die Anwendungen hier in drei Bereiche:

1. Atem, Autosuggestion und Akupressur
2. Homöopathie
3. Naturheilkunde, Hausmittel und Heilpflanzen

Atem, Autosuggestion und Akupressur – Immer und überall

Nicht immer hat man Medikamente griffbereit. Was wir aber immer dabeihaben und oft viel zu wenig als Ressource zur Schmerzlinderung berücksichtigen, sind problemlösendes Denken, unser Atem und unser Körper. Egal, ob in der überfüllten Straßenbahn, im Flugzeug, im Büro oder im Urlaub, im Wartezimmer, im Krankenhaus vor oder nach einer Operation: Immer und in jeder Situation können Sie Ihre Gedankenmuster kontrollieren, Ihren Atem gezielt steuern und mithilfe von Akupressurgriffen Blockaden im Körper auflösen.

Homöopathie – Die kleine Reiseapotheke für unterwegs

Homöopathische Arzneimittel haben einen besonderen Vorteil: Sie sind praktisch! In aller Regel handelt es sich um winzige Kügelchen, die für die Reiseapotheke in schmale Glasröhrchen verpackt werden können. Es gibt spezielle Etuis, in die eine ganze Reihe Röhrchen hineinpassen – und die kaum Platz wegnehmen.

Komplexmittel (Mischungen verschiedener homöopathischer Einzelmittel) eignen sich besonders, wenn man noch wenig Erfahrung mit der Homöopathie hat. Komplexmittel wirken zwar nicht so spezifisch wie Einzelmittel, sondern decken ein breiteres Spektrum an Beschwerden ab. Genau das ist für „Einsteiger" ein großer Vorteil, denn man kann hier nicht viel falsch machen.
Auch wenn Sie kein Reiseetui dabeihaben oder kaufen wollen – Apotheken gibt es überall. Mit unserem Konzept der Reiseapotheke und der wichtigsten Komplexmittel können Sie auch unterwegs ein passendes homöopathisches Arzneimittel auswählen und in einer Apotheke vor Ort kaufen.

Naturheilkunde, Hausmittel und Heilpflanzen – Gut ausgestattet zuhause

Wenn Sie nicht unterwegs, sondern zuhause sind, können Sie zusätzlich Hausmittel und naturheilkundliche Anwendungen, die ein häusliches Setting benötigen (z. B. Wickel, Bäder) anwenden.

Unter der Überschrift „Heilpflanzen“ finden Sie außerdem Hinweise zu Tees und zu pflanzenheilkundlichen Präparaten, die wir zur Anwendung bei Schmerzen empfehlen.

Definition von Schmerz

Die allgemein anerkannte Definition von Schmerz stammt von der IASP (International Association for the Study of Pain): „Schmerz ist ein unangenehmes Sinnes- und Gefühlserlebnis, das mit aktueller oder potentieller Gewebeschädigung verknüpft ist oder mit Begriffen einer solchen Schädigung beschrieben wird.“[1] (Pain: An unpleasant sensory and emotional experience associated with actual or potential tissue damage, or described in terms of such damage.)

Reizweiterleitung

Akuter Schmerz ist ein Warnsignal des Körpers und daher überlebensnotwendig. Er schützt uns, indem er z. B. auf eine Verletzung oder auf eine mögliche Schädigung des Gewebes aufmerksam macht.

---

[1] https://schmerzliga.de/was_ist_schmerz.html

Geht dem Schmerz eine Verletzung voraus, z. B. ein Knochenbruch, ein Schnitt, eine Verbrennung, wird über die Nervenbahnen und so genannte Schmerzrezeptoren der Sinneseindruck ans Rückenmark und Gehirn weitergeleitet. Abbildung 1 zeigt den Spalt zwischen zwei Nervenzellen und den Übertritt von Neurotransmittern in diesem Spalt: Von einer Nervenzelle werden sie ausgeschüttet, an der Oberfläche der zweiten Nervenzelle gibt es Rezeptoren, an welche die ausgeschütteten Neurotransmitter andocken.

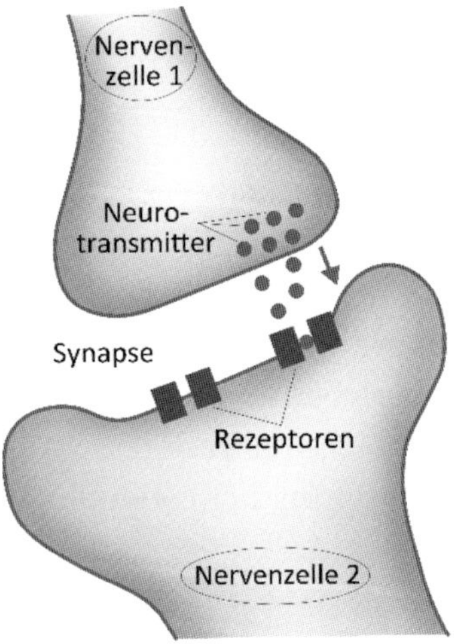

***Abbildung 1**: Reizweiterleitung zwischen Zellen*

Das Spannende ist dabei: In der Nervenzelle selbst wird der chemische Impuls des Neurotransmitters in einen elektrischen Impuls in der langen, dünnen Nervenzelle umgewandelt, der in einem unglaublichen Tempo bis zum nächsten Spalt weitergeleitet wird. Hier findet der gleiche Vorgang statt: Aus dem elektrischen Impuls wird ein chemischer Impuls.

Der Vorteil dieser „gemischten" Reizweiterleitung ist zweifellos das Tempo: Denn elektrische Impulse können sehr viel schneller weitergeleitet werden als chemische Reize – und gerade dies ist ja beim Schmerz von besonderer Bedeutung.

Im Gehirn wird innerhalb kürzester Zeit der Sinneseindruck verarbeitet und zurückgegeben: Zum einen wird eine sofortige „Handlungsanweisung" gegeben: Finger weg von der heißen Herdplatte! Keine vorschnelle Bewegung bei Hexenschuss oder Gelenkschmerzen, alles schön langsam machen! Schonhaltung einnehmen und das verletzte Körperteil womöglich noch, ganz unbewusst, abschirmen. All dies läuft in Sekundenschnelle und ohne Nachdenken ab.

Abbildung 2 zeigt den Weg der Schmerzinformation von der Haut bis hin zum Gehirn.

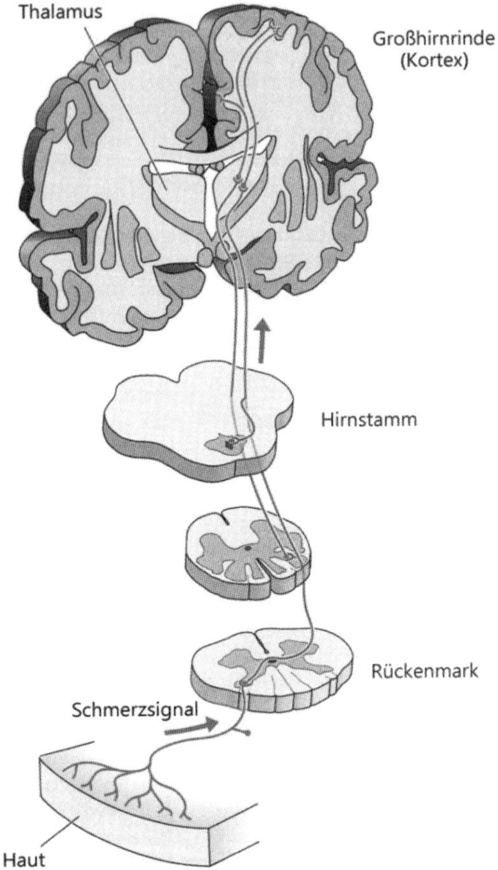

***Abbildung 2**: Aufsteigende Schmerzinformation*

Schmerzart und Schmerzdauer

Schmerz wird genau differenziert – als brennender, stechender, dumpfer etc. Schmerz (beachten Sie: genau wegen dieser Differenzierung ist es für den behandelnden Arzt auch wichtig zu erfahren, wie Ihr Schmerz sich genau anfühlt. Daraus kann er Rückschlüsse auf die Ursache ziehen). Akuter Schmerz ist meist auf ein bestimmtes Areal begrenzt und vergeht wieder, wenn der Reiz oder Auslöser nachlässt.

Besonders interessant ist aber auch, wie es mit den Schmerzen weitergeht, wenn sich die Situation nicht ändert, wenn wir nicht auf das „Warnsignal" hören, wenn wir durch Schmerzmittel zwar das Symptom lindern, die Ursache des Schmerzes jedoch bestehen bleibt.

Wenn Schmerzen über einen langen Zeitraum bestehen bleiben und kein bestimmter Auslöser mehr vorliegt, können sie sich verselbständigen und chronisch werden. Man weiß heute, dass sich beim chronischen Schmerz ein so genanntes Schmerzgedächtnis bilden kann, d. h., das Nervensystem ist dauerhaft überempfindlich und reagiert überschnell auf Reize.

Die Deutsche Schmerzliga fasst den Unterschied zwischen chronischem und akutem Schmerz so zusammen[2]:

Akuter Schmerz	Chronischer Schmerz
- Signal für eine Gewebeschädigung oder akute Erkrankung - Beschränkt sich auf den erkrankten oder verletzten Körperteil. - Intensität hängt vom Ort und vom Ausmaß der Schädigung ab. - Klingt nach dem akuten Ereignis wieder ab.	- Eigenständige Erkrankung - Besteht weiter, obwohl eine ursächliche Verletzung oder Krankheit bereits geheilt ist. - Häufig keine klar erkennbare Ursache - Hat die Funktion als Warnsymptom verloren.

Wie wir Schmerzen wahrnehmen

Es gibt wohl wenige Körperempfindungen, die so unterschiedlich wahrgenommen werden wie Schmerzen. Und das muss nicht bedeuten, dass der eine von uns – gemäß dem Motto „ein Indianer kennt keinen Schmerz“ – Schmerzen stoisch aushält und der andere, wenn er Schmerzen

[2] https://schmerzliga.de/was_ist_schmerz.html

stark empfindet, deswegen gleich besonders empfindlich ist. Tatsächlich können Schmerzen auch sehr unterschiedlich sein.

Hinweis: In der Homöopathie können die Fragen nach dem Zeitpunkt, der Intensität und der Art der Schmerzen wichtige Hinweise für die Mittelwahl geben.

Auch die genaue Lokalisation ist von Bedeutung: Wir berühren oft schmerzhafte Körperteile, ohne es zu merken. Fasst sich ein Patient an die Stirn, hält die Hand vor den Bauch oder reibt sich den Rücken, kann dies ein Hinweis auf Schmerzen sein. Nicht umsonst sagt der Volksmund: „Wo es schmerzt, da greift man hin."

Auch Psyche und Schmerz sind eng gekoppelt, ebenso verstärken sich Schmerz und Stress gegenseitig. Ein Modell der Deutschen Schmerzgesellschaft e. V. vergleicht die Belastungen des Menschen mit einem „Fass der Spannungen": Es gibt eine Grundspannung an alltäglichen Belastungen. Dazu kommen der Stress durch die Arbeit, der oft erheblich sein kann, aber auch Ärger und Angst. Wenn das Fass überläuft, zeigt sich dies – auch – in Schmerzen. Dazu heißt es: „Es muss kein einzelnes Lebensdrama vorausgegangen sein. Vielmehr können insbesondere schwelende Konflikte in Beruf und Familie, überspielte Kränkungen, ‚verleugnete Überforderung' und auch Selbstüberforderung (...) eine schmerzauslösende Wirkung haben."[3]

Wie wir Schmerz empfinden und wahrnehmen, ist individuell sehr unterschiedlich: Für den einen ist er schnell unerträglich, der andere kann ihn länger ignorieren. Manche greifen sofort zu Arzneimitteln, andere haben nicht einmal Schmerzmittel im Haus. Wichtig ist zudem, wie wir den Schmerz bewerten. Denn es ist ja ein großer Unterschied, ob wir einen Schmerz als Anzeichen für etwas Bedrohliches, als „normale" Begleiterscheinung oder vielleicht sogar als etwas, wofür wir unserem Körper danken sollten, ansehen.

Ein Freund der Autorin berichtete, dass der Hausarzt ihn – er hatte sich als Kind die Schulter ausgekugelt und der Hausarzt musste sie wieder einrenken – mit folgenden Worten „tröstete": „Ach Markus, das ist doch nur der Schmerz."

---

[3] www.dgss.org/patienteninformationen/herausforderung-schmerz/schmerz-und-psyche

Schnelle Hilfe gegen Schmerzen

Sofort zum Arzt,

wenn die Schmerzen neu auftreten und unbekannt sind und/ oder wenn die Schmerzen in Kombination mit den folgenden Beschwerden auftreten:

- Angst
- Schweißausbrüche
- Kreislaufreaktion, Ohnmacht
- Hohes Fieber
- Erbrechen, Durchfall
- Neurologische Ausfälle (z. B. Gleichgewichtsstörungen, Sinnesstörungen)

Atem

Wer unter Schmerzen leidet, neigt dazu, flach zu atmen. Umso wichtiger ist es, sich gerade bei Schmerzen der eigenen Atmung bewusst zu werden.

Bei akuten, vor allem aber bei chronischen Schmerzen, stellt das Atmen eine kraftvolle Hilfe dar und sollte als Möglichkeit zur Selbsthilfe ins Bewusstsein geraten.

Geführter, langsamer Atem

Mit einem geführten, langsamen Atem lassen sich Schmerzen erleichtern. Am bekanntesten ist diese Technik in der Geburtshilfe, um Wehen „wegzuatmen". Hier wird der erwarteten Schmerzwelle der Wehe mit dem Atem begegnet, man stellt sich als Entbindende darauf ein, dass die Wehe kommt, focussiert sich auf den Atem, der einem wie ein Surfboard hilft, die starke Schmerzwelle zu bewältigen.

Es zahlt sich aus, dass man den Atem als Instrument zur Schmerzlinderung immer „dabeihat" – im Wartezimmer beim Arzt, vor und nach Operationen, während schmerzhafter Behandlungen, bei Alltagsbewegungen, die den Schmerz verstärken, in angstbehafteten Situationen etc.

Die Atemarbeit kann im Moment des akuten Schmerzes eingesetzt werden, aber auch als stabilisierende Gewohnheit für die tägliche Routine bei chronischen Schmerzen, um die generelle Angespanntheit zu reduzieren und den Umgang mit den Schmerzen zu verbessern.

Besonders geeignet sind alle Formen der Atemmeditation und der ruhigen Atmung. Nutzen Sie diese Möglichkeit, um Ihre Schmerzen zu lindern und besser mit ihnen umgehen zu können.

Hinweis: Wir möchten auf die Arbeit von Vidyamala Burch hinweisen, die mit „breathworks“ eine spezielle Atemarbeit bei Schmerz, Krankheit und Stress entwickelt hat (www.breathworks.de).

In Kursen, Workshops und Seminaren, die man z. T. auch online absolvieren kann, werden Achtsamkeitstechniken erlernt, die mit dem Atem arbeiten.

Atem-Minis

Wenn man unter Schmerzen leidet, kann es helfen, den Geist durch Zählen zu lenken und zu beruhigen. Deshalb möchten wir an dieser Stelle so genannte „Minis“ vorstellen, kleine Atemübungen, die Atmen und Zählen verbinden.
„Minis“ sind auf die Atmung konzentrierte Entspannungsübungen, mit denen Sie eine schnelle Angst- und Spannungsreduktion erreichen können. Die Minis sind Übungen für jeden Tag, für den Alltag zwischendrin, die man im Sitzen, im Stehen, an jedem Ort und zu jeder Zeit immer dann machen kann, wenn man einige Minuten zur freien Verfügung hat.

Sie können mit offenen oder geschlossenen Augen geübt werden. Das Zählen lenkt Ihre Aufmerksamkeit auf den Körper- und Atemrhythmus und lässt Gedanken, die Sie ablenken wollen, in den Hintergrund treten. Vielleicht fallen Ihnen selbst weitere Varianten ein. Wichtig ist, dass nicht das Zählen den Atemfluss bestimmt. Das Zählen begleitet lediglich den natürlichen Atemverlauf. Atmung und Zählen sollen einen gemeinsamen Rhythmus ergeben.

Tipp: Die Minis sind auch eine gute Übung, wenn man nachts nicht schlafen kann.

Atmen Sie während der Übungen tief in den Bauch: durch die Nase ein- und durch den Mund ausatmen. Fühlen Sie, wie sich mit der Einatmung die Lunge füllt und das Zwerchfell senkt. Der Bauch wölbt sich etwas. Bei der Ausatmung sinkt der Bauch zurück, das Zwerchfell steigt wieder nach oben.

Wenn Sie auf dem Bauch liegen, können Sie bei der Einatmung versuchen, den Bauch gegen den Boden zu drücken. Wenn Sie auf dem Rücken liegen, legen Sie die Hände auf den Bauch und

lassen die Atmung dorthin strömen. Die Bauchmuskeln sind dabei entspannt, denn angespannte Bauchmuskeln erschweren die Zwerchfellatmung.
Es gibt verschiedene Varianten der Minis. Wir stellen Ihnen hier vier einfache Übungen vor, die in der Klinik für Naturheilkunde und Integrative Medizin in Essen angewendet werden.

Minis – Anleitungen
(jeweils 2–3 Minuten im Liegen, Sitzen oder Stehen)
Konzentrieren Sie sich auf die Atmung. Atmen Sie mehrere Male ein und aus. Bei der Einatmung senkt sich das Zwerchfell nach unten in den Bauch- und Beckenraum, bei der Ausatmung hebt es sich Richtung Brustkorb. Einatmen vom Bauchraum hinauf in den Brustkorb, ausatmen vom Brustkorb zurück in den Bauchraum. Lassen Sie Ein- und Ausatmung ganz natürlich fließen. Gehen Sie dann im Geist dazu über, mit der Atmung zu zählen.

<u>Mini 1: 1 – 2 – 3 – 4 – 4 – 3 – 2 – 1</u>
Zählen Sie während des Einatmens langsam 1, 2, 3, 4, während des Ausatmens langsam rückwärts 4, 3, 2, 1. Einatmen: 1, 2, 3, 4, ausatmen: 4, 3, 2, 1. Versuchen Sie, den Rhythmus des Zählens an Ihre natürlich fließende Ein- und Ausatmung anzupassen. Versuchen Sie dann, mit dem Zählen etwa 10 Atemzüge zu verbinden.

Mini 2: 10 – 9 – 8 – 7 – 6 – 5 – 4 – 3 – 2 – 1

Im zweiten Mini gibt es für jeden Atemzug nur eine Zahl. Atmen Sie langsam und natürlich, lassen Sie den Atem fließen. Zählen Sie sehr langsam rückwärts von 10 bis 0. Einatmen, und mit der ersten Ausatmung zu sich selber 10 sagen. Einatmen, und mit der nächsten Ausatmung zu sich selber 9 sagen. Einatmen, und mit der nächsten Ausatmung zu sich selber 8 sagen, und so weiter bis zur 0. Wenn Sie bei 0 angelangt sind, spüren Sie nach, wie es Ihnen jetzt geht. Wenn es Ihnen bessergeht – schön! – wenn nicht, versuchen Sie es noch einmal!

Mini 3: 4 – 3 – 2 – 1 – 1 – 2 – 3 – 4

Wenn Ihnen die Übungen ein wenig langweilig erscheinen und Ihre Gedanken immer wieder abschweifen, versuchen Sie mal, rückwärts zu zählen. Das ist eine kleine Herausforderung für Ihre Aufmerksamkeit. Zählen Sie beim Einatmen 4, 3, 2, 1, beim Ausatmen 1, 2, 3, 4. Einatmen: 4, 3, 2, 1, ausatmen: 1, 2, 3, 4, einatmen: 4, 3, 2, 1, ausatmen: 1, 2, 3, 4. Atmen und Zählen sollen einen gemeinsamen Rhythmus ergeben. Versuchen Sie, mit dem Zählen etwa 10 Atemzüge zu verbinden.

Mini 4: 1 – 2 – 3 – 4 – (5 – 6) – 6 – 5 – 4 – 3 – (2 – 1)

Wenn Sie mit den ersten Minis schon vertraut sind, können Sie jetzt auch die Atempausen mitzählen. Machen Sie nach der Einatmung eine kurze Pause und nach der Ausatmung eine kurze Pause.

Zählen Sie beim Einatmen 1, 2, 3, 4, halten Sie dann die Atmung an und zählen weiter 5, 6. Beim Ausatmen zählen Sie dann rückwärts: 6, 5, 4, 3, Atem anhalten und weiterzählen: 2, 1. Einatmen: 1, 2, 3, 4, Atem anhalten: 5, 6, ausatmen: 6, 5, 4, 3, Atem anhalten: 2, 1. Einatmen: 1, 2, 3, 4, Atem anhalten: 5, 6, ausatmen: 6, 5, 4, 3, Atem anhalten: 2, 1. Versuchen Sie, mit dem Zählen etwa 10 Atemzüge zu verbinden.

Langsames Atmen hat einen günstigen Effekt auf das Herz-Kreislaufsystem: Der Blutdruck wird gesenkt, die Anpassungsfähigkeit des Herzens wird trainiert. Langsame tiefe Atmung massiert durch die Abwärtsbewegung des Zwerchfells außerdem die inneren Organe. Versuchen Sie daher die Minis auch einmal ganz „gemütlich“ in langsamem Tempo.

Autosuggestion

Bei jeder Behandlung von Krankheit spielt die seelische Befindlichkeit eine Rolle. Heilung gelingt, wenn Patienten zuversichtlich sind und an den Heilerfolg glauben. Diesen Umstand macht man sich therapeutisch zunutze, indem durch immer wieder gesprochene formelhafte Sätze die Zuversicht gefördert wird. Vor allem in der Schmerztherapie lassen sich damit erstaunliche Erfolge verzeichnen.

Autosuggestion ist demnach eine Methode zur Anregung des Unterbewussten, der Selbstheilungskräfte. Man sagt sich in der Ich-Form und im Präsens positiv formulierte Sätze vor, die ein gutes Gefühl auslösen. Die Autosuggestion können Sie sich wie ein Mantra immer wieder (laut) vorsagen, bis Sie merken, dass Erleichterung eintritt.

In akuten Fällen können Sie so versuchen, den Schmerz einzugrenzen. Auch wenn es sich ungewöhnlich anhört: Sehen Sie den Schmerz als Partner, der Ihnen sagen will, dass etwas nicht stimmt. Danken Sie also dem Schmerz und machen Sie mit ihm einen Deal, sinngemäß „ich reagiere, ändere mein Verhalten, Du, Schmerz,

verschwindest mit der Option, wiederzukommen, wenn meine Reaktion unzureichend ist."
Eine entsprechende Autosuggestion (am Beispiel Rückenschmerz) könnte so aussehen:

„(Rücken-)Schmerz, ich danke dir, dass du mich warnst.
(Rücken-)Schmerz, ich habe alles unter Kontrolle (und gehe bald/ morgen/ heute noch zum Arzt), du darfst verschwinden.
(Rücken-)Schmerz, du kannst gerne wiederkommen, wenn sich an der jetzigen Situation etwas dramatisch ändert."

Akupressur

Die Akupressur leitet sich von der Akupunktur ab, einem Verfahren der chinesischen Medizin, bei der bestimmte Punkte am Körper mit sehr feinen Nadeln stimuliert werden. Die Punkte befinden sich auf den so genannten „Meridianen", energetischen Leitbahnen, welche die Hautoberfläche mit Muskeln und inneren Organen verbinden. Durch die Meridiane fließt, so die Vorstellung, die Lebensenergie Qi, wobei sich der Mensch stets im Spannungsfeld der polaren Kräfte Yin und Yang bewegt.
Krankheiten werden als Ausdruck oder als Folgeerscheinungen von Stockungen bzw. Blockaden im Energiekreislauf bzw. von einem Ungleichgewicht zwischen Yin und Yang verstanden.
Durch die Akupunktur werden die energetischen Blockaden behoben, der Energiefluss normalisiert wie auch eine Fernwirkung auf die mit diesem Meridian in Verbindung stehenden inneren Organe erzielt.
Bei der Akupressur werden die Punkte nicht genadelt, sondern gedrückt.

Technik der Akupressur

In der Regel wird die Akupressur mit den Nägeln von Zeigefinger, Mittelfinger oder Daumen durchgeführt. Der Fingernagel wird auf dem jeweiligen Punktareal aufgesetzt und an der empfindlichsten Stelle nun spürbar gedrückt. Es darf durchaus wehtun, schmerztherapeutisch bezeichnet man diese Technik als Gegenirritation.
Der einzelne Punkt wird etwa 3 Sekunden gedrückt, dann folgen 3 Sekunden Pause. Dieser Rhythmus wird 3-mal wiederholt, dann folgen 3 Minuten Pause.
Das Ganze wird wiederholt, bis eine Besserung eintritt. Eine Wiederholung kann jedes Mal erfolgen, wenn der Schmerz wieder schlimmer wird.

Wichtige Akupressurpunkte bei Schmerzen

Im folgenden Text stellen wir Ihnen kurz einige Akupunktur- bzw. Akupressurpunkte vor, die Sie sich am besten in schmerzfreien Zeiten einprägen.
Aus der Schmerzforschung sind die Akupunkturpunkte Dickdarm 4 (Di 4) und Dünndarm 3 (Dü 3) als besonders wirksam bekannt. Sie sollten vor allem angewendet werden, wenn sich keine anderen auf den Schmerzort bezogenen Punkte finden lassen.

Dickdarm 4

Der Punkt Dickdarm 4 (Di 4) befindet sich zwischen den Mittelhandknochen von Zeigefinger und Daumen, wie auf der Abbildung zu sehen ist.
Wenn Sie mit geraden Fingern den Daumen eng an die Hand pressen, entsteht ein Muskelwulst. Genau hier, auf dem höchsten Punkt des Muskelberges, befindet sich der Punkt Dickdarm 4.

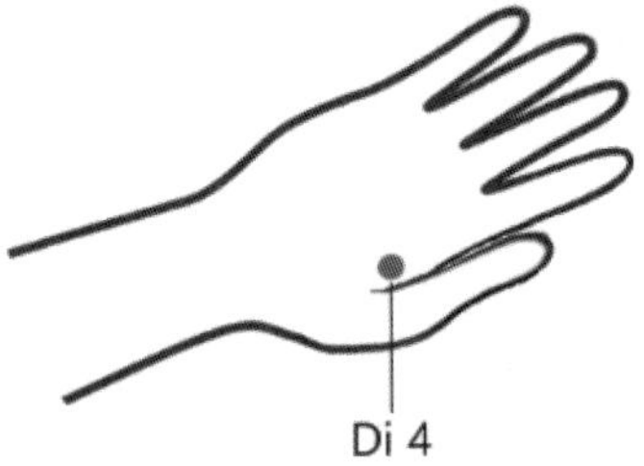

Di 4 etwa 3 Sekunden lang drücken, dann 3 Sekunden Pause. 3-mal wiederholen, dann 3 Minuten Pause. Wiederholen, bis eine Besserung eintritt. Immer anwenden, wenn der Schmerz schlimmer wird.

Dünndarm 3

Dünndarm 3 (Dü 3) liegt auf der Kleinfingerseite der Hand.

Wenn Sie auf den Handteller schauen und dabei langsam die Hand zur Faust schließen, sehen Sie eine Falte, die vom Handteller zur Kleinfingerseite läuft und dort, bei geschlossener Faust, in einem Hautbogen wie ein U endet. An der tiefsten Stelle des Us befindet sich der Punkt Dünndarm 3.

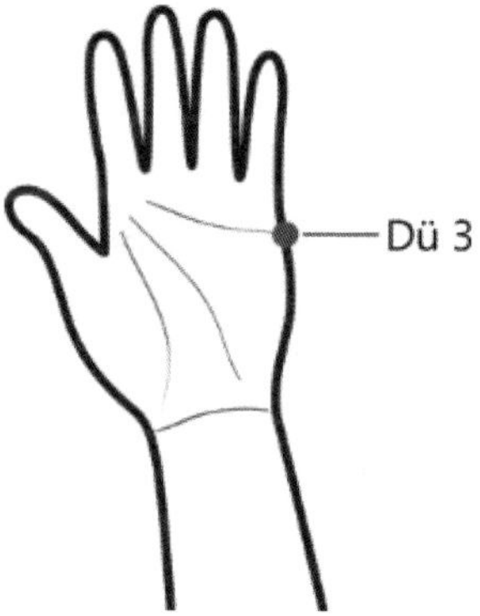

Dü 3 etwa 3 Sekunden lang drücken, dann 3 Sekunden Pause. 3-mal wiederholen, dann 3 Minuten Pause. Wiederholen, bis eine Besserung eintritt. Immer anwenden, wenn der Schmerz schlimmer wird.

Leber 3

Leber 3 (Le 3) findet man, wenn man den Zeigefinger von der „Schwimmhaut" zwischen großer Zehe und zweiter Zehe auf dem Fußrücken mit leichtem Druck solange Richtung Knöchel schiebt, bis sich ein Widerstand ergibt. Der Widerstand entsteht durch die Mittelfußknochen, die hier zusammenlaufen.

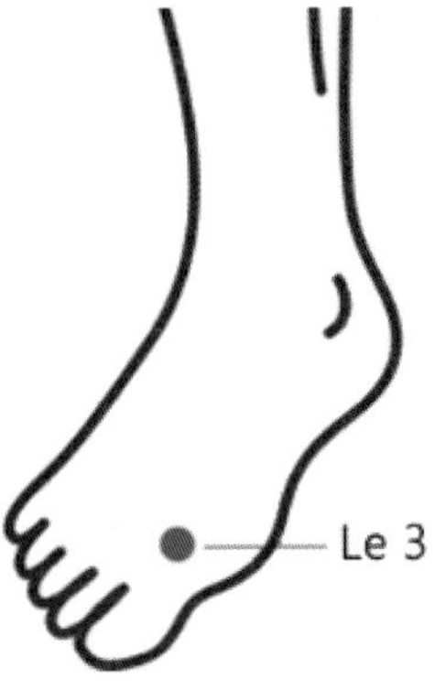

Le 3 etwa 3 Sekunden lang drücken, dann 3 Sekunden Pause. 3-mal wiederholen, dann 3 Minuten Pause. Wiederholen, bis eine Besserung eintritt. Immer anwenden, wenn der Schmerz schlimmer wird.

Gallenblase 34

Gallenblase 34 (GB 34) ist der Punkt für Muskeln und Sehnen. GB 34 liegt an der Außenseite des Beines, etwas unterhalb des Kniegelenks vor dem Wadenbeinköpfchen. Das Wadenbeinköpfchen ist das obere Ende des Wadenbeins (Fibula) und als Erhebung am Bein gut zu tasten.

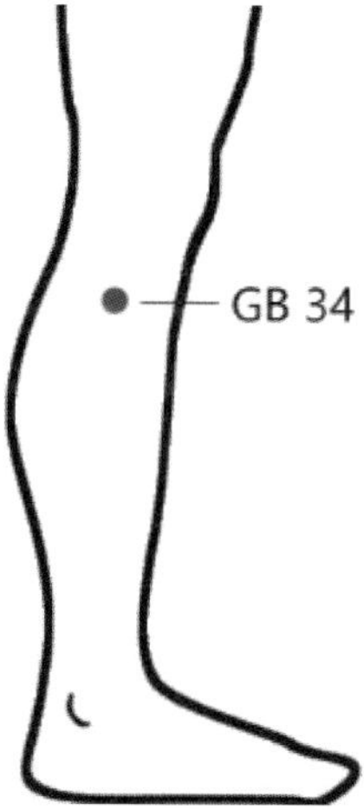

GB 34 etwa 3 Sekunden lang drücken, dann 3 Sekunden Pause. 3-mal wiederholen, dann 3 Minuten Pause. Wiederholen, bis eine Besserung eintritt. Immer anwenden, wenn der Schmerz schlimmer wird.

Du Mai 26

Du Mai ist das Lenkergefäß. Der Akupunkturpunkt Du Mai 26 (Du 26) befindet sich in der Rinne zwischen Oberlippe und Nasenscheidewand etwas oberhalb der Mitte.

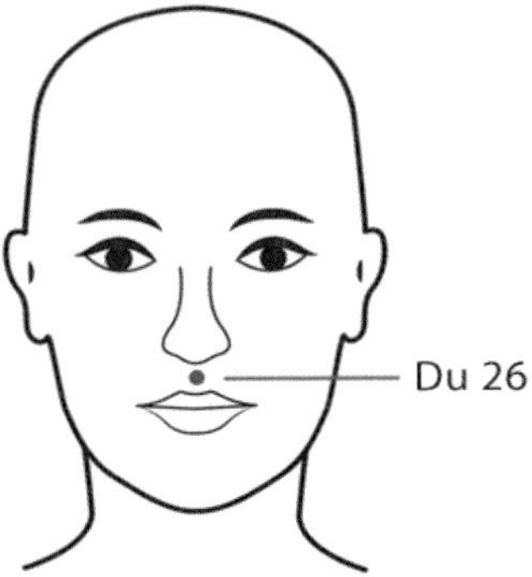

Du 26 etwa 3 Sekunden lang drücken, dann 3 Sekunden Pause. 3-mal wiederholen, dann 3 Minuten Pause. Wiederholen, bis eine Besserung eintritt. Immer anwenden, wenn der Schmerz schlimmer wird.

Koreanische Handakupunktur

Aus der koreanischen Handakupunktur leitet sich die Akupressur von Punkten ab, die sich

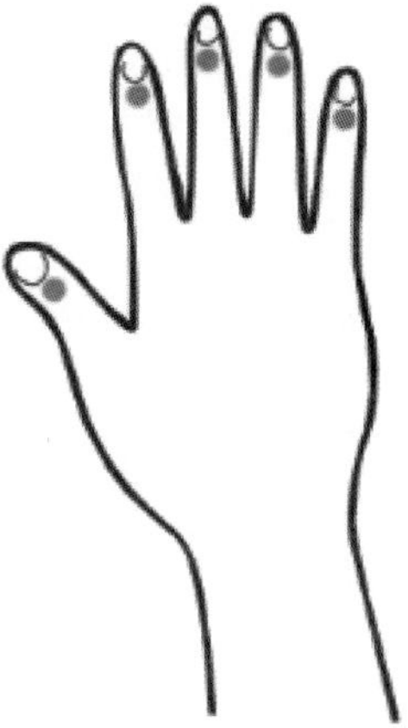

(wenn Sie die Finger hochhalten) mehrheitlich auf der Oberseite der Finger, unmittelbar unterhalb des Nagelansatzes der verschiedenen Finger befinden, also unter der hellen Verfärbung des Nagels („Nagelmond“). Der Punkt wird wie bei der „normalen“ Akupressur (mit den Nägeln von Zeigefinger, Mittelfinger oder Daumen) gedrückt.

Die Punkte auf der Oberseite der Finger gehören zu den so genannten Yang-Meridianen, die speziell bei Schmerzen des Bindegewebes und der Muskulatur angezeigt sind.

Gelegentlich – z. B. bei Migräne – kommen auch Punkte auf der Unterseite der Finger, den Yin-Meridianen zugeordnet, zur Anwendung. Dabei hat sich die Technik bewährt, mit dem Daumennagel der anderen Hand von der Fingerbeere des jeweiligen Fingers (bei Migräne: Ringfinger) mittig in Richtung Handteller drückend zu ziehen, bis man auf eine empfindliche Stelle trifft. Diese ist dann der aktive Akupressurpunkt.

> **Hinweis**: Es ist empfehlenswert, bei einseitig auftretenden Schmerzen nicht auf der betroffenen Seite zu behandeln, sondern auf der Gegenseite. Also: Wenn z. B. das linke Ohr wehtut, dann drücken Sie die Punkte auf der rechten Hand und umgekehrt!

Die koreanische Handakupunktur bzw. -akupressur wird in diesem Buch bei Kopfschmerzen, Zahnschmerzen, Ohrenschmerzen und Halsschmerzen empfohlen.

Ja nach Schmerzart und -ort werden Punkte an unterschiedlichen Fingern gedrückt.

Homöopathie bei Schmerzen

Anregung der Selbstheilung

Homöopathische Arzneimittel wirken nicht pharmakologisch über eine definierte Wirkstoffmenge, so wie dies bei „normalen" Arzneimitteln der Fall ist. In der Homöopathie sollen vielmehr mit sehr kleinen Mengen einer Arznei die Selbstheilungskräfte des Körpers angeregt werden. Entsprechend wird die Homöopathie als eine „Reiz-Reaktionstherapie" beschrieben: Die homöopathische Arznei setzt einen Reiz, und der Organismus reagiert, indem er die Selbstheilungskräfte mobilisiert.

Achtung! Wenn die Beschwerden unter der homöopathischen Behandlung nicht innerhalb von kurzer Zeit besser oder sogar schlimmer werden, oder wenn Sie unsicher werden, sollten Sie, vor allem bei Ihnen unbekannten Schmerzen – einen Arzt aufsuchen.

Im Gegensatz zur konventionellen Medizin steht in der Homöopathie das Prinzip der „Ähnlichkeit" im Mittelpunkt. Will man Schmerzen behandeln, wird in der konventionellen Medizin ein schmerzlinderndes Mittel eingesetzt, z. B. Paracetamol oder Ibuprofen. Bei diesen Mitteln

wird die Schmerzwahrnehmung im Organismus blockiert. In der Homöopathie dagegen wird dem Kranken eine besonders verarbeitete Arznei gegeben, die in ihrer ursprünglichen, unverdünnten Form ähnliche Beschwerden hervorrufen würde, also schmerzähnliche Symptome. Nimmt man zum Beispiel Belladonna, die Tollkirsche, unverdünnt ein, so zeigen sich Vergiftungssymptome mit klopfendem starken Kopfschmerz, Fieber und Rötung. In der Homöopathie wird Belladonna – hochverdünnt und dadurch ungiftig – gegeben, wenn der Patient unter solchen Beschwerden leidet: klopfende starke Kopfschmerzen, Fieber und Rötung.
Homöopathische Arzneien werden einem besonderen Herstellungsverfahren unterzogen: Sie werden „potenziert", das heißt schrittweise verdünnt und verschüttelt. Die Arzneien reizen den Organismus dann nur sanft.

Auswahl der Mittel

Um das passende Arzneimittel zu finden, müssen die Beschwerden möglichst genau beschrieben werden. Der Arzt stellt z. B. folgende Fragen:

- Was hat den Schmerz ausgelöst?
- Wie fühlt sich der Schmerz an: brennend, klopfend, stechend usw.?
- Strahlen die Schmerzen aus?
- Zu welcher Tageszeit treten die Schmerzen auf?
- Wodurch werden die Schmerzen verbessert, wodurch verschlimmert (z. B. Wärme, Kälte, Bewegung, Aufregung)?
- Gibt es begleitende Beschwerden, z. B. Rötung, Schwellung, Schwitzen, Herzklopfen?

Hinweis: Die homöopathischen Arzneien können problemlos mit anderen Therapien kombiniert werden, auch mit konventionellen Medikamenten.

Wir empfehlen, die homöopathischen Arzneien nicht unmittelbar vor oder nach dem Essen oder dem Zähneputzen einzunehmen. Am besten halten Sie einen Abstand von mindestens 15 Minuten ein, damit der Mund für die Aufnahme der Arznei ganz sauber ist.

Hinweis: Man geht davon aus, dass ätherische Öle (z. B. Menthol in der Zahnpasta) die Wirkung der homöopathischen Arzneien dämpfen.

Die homöopathische Schmerzapotheke für zuhause und unterwegs

Zur homöopathischen Behandlung von Schmerzen bieten sich Komplexmittel (Wirkstoffgemische) oder Einzelmittel an. Komplexmittel können wie herkömmliche Tabletten eingenommen werden, bei der Anwendung von homöopathischen Einzelmitteln gelten andere Regeln.

Ausgewählte Komplexmittel

Komplexmittel sind gut einsetzbar, wenn man sich unsicher ist, oder wenn es schnell gehen soll. Die folgenden Mittel (alphabetische Reihenfolge) werden im Text immer wieder empfohlen. Sie sollten nach Packungsbeilage dosiert und angewendet werden:

- **Digesto-Hevert Verdauungstropfen:**
  Die Bestandteile von Digesto Hevert Verdauungstropfen lindern Schmerzen, die aufgrund einer Verdauungsschwäche auftreten. Eichhornia (Wasserhyazinthe) unterstützt insbesondere die Funktion der Bauchspeicheldrüse. Okoubaka (westafrikanischer Urwaldbaum) verbessert die Verträglichkeit von Nahrungsmitteln und hilft bei Brechdurchfall. Quassia

amara (Bitterholzbaum) ist ein bewährtes Mittel bei Störungen im Leber-Galletrakt. Taraxacum (Löwenzahn) regt die Galleproduktion an und aktiviert den Ausscheidungsstoffwechsel von Leber und Niere.
Als „off-label"-Use haben sich die Tropfen bei Schmerzen im Schulter- und/ oder Hüftbereich sowie bei Rückenschmerzen bewährt. Off-label bedeutet, dass die Indikation nicht in der Packungsbeilage steht, die Anwendung aber in der Praxis bewährt ist.

- **Lymphdiaral® Basistropfen SL**: Die Basistropfen werden laut Hersteller vor allem bei wiederkehrenden Infekten empfohlen. Ihre Inhaltsstoffe haben eine entstauende, das Lymphsystem anregende Wirkung, die zusätzlich schmerzlindernd ist und somit zur grundsätzlichen Schmerzdämpfung empfohlen wird. **Lymphdiaral® DS Salbe** unterstützt die Entstauung und wird entweder zusätzlich zu den Basistropfen oder allein eingesetzt.
- **Spascupreel**: Spascupreel-Tabletten sind angezeigt, wenn es im Verlauf von Störungen im Verdauungstrakt zu Krämpfen kommt. Es enthält elf Wirkstoffe (u. a. Citrullus colocynthis,

Passiflora incarnata, Magnesium phosphoricum, Gelsemium sempervirens, Cuprum sulfuricum und Agaricus), die eine lindernde und krampflösende Wirkung haben. Das Mittel wird auch gegen Menstruationskrämpfe eingesetzt.
„Off-label" hat es sich zudem bei Kopf- und Rückenschmerzen bewährt (off-label = die Anwendung ist in der Praxis bewährt).

- **Traumeel S** (Tropfen, Tabletten, Salbe): Traumeel ist ein „Allrounder" gegen Schmerzen durch Verletzungen. In der Rezeptur finden sich wundheilungsfördernde und entzündungsmindernde Pflanzen wie *Arnica montana, Bellis perennis, Calendula officinalis, Echinacea purpurea, Hamamelis virginiana, Hypericum perforatum* und *Symphytum officinale.*

Ausgewählte homöopathische Einzelmittel

Achtung! Konsultieren Sie im Zweifelsfall einen homöopathischen Arzt oder Apotheker, oder beraten Sie sich mit jemandem, der schon mehr Erfahrung in der homöopathischen Selbsthilfe hat und Ihnen bei der Mittelwahl helfen kann.

Zur homöopathischen Schmerzbehandlung eignen sich einige Einzelmittel, die wir in der folgenden Tabelle vorstellen.
Für die Wahl der richtigen Arznei stellen wir zu den Mitteln typische Beschwerden, besondere Merkmale und Auslöser der Beschwerden vor. Eine möglichst große Übereinstimmung der Angaben mit Ihrer Schmerzsituation ist ein Hinweis darauf, dass es das richtige Mittel für Sie ist. Sie werden die Einzelmittel auch im Praxisteil des Buches immer wieder finden. Sie werden dort gegen ganz bestimmte Schmerzen empfohlen.

Zur Dosierung
Wenn nicht anders angegeben, ist bei homöopathischen Einzelmitteln folgende Dosierung sinnvoll: 5 Globuli oder 5 Tropfen oder 1 Tablette in der Potenz D6 oder C12 in 1 Glas Wasser geben, umrühren, teelöffelweise alle 5–10 Minuten einnehmen, bis eine Reaktion (Besserung, Verschlechterung oder Körperausscheidung) eintritt. Dann Einnahmepause! Erneute Einnahme erst, wenn die Symptome wieder wie zu Anfang sind.

Mittel	Beschwerde	Weitere Merkmale und Anwendungsgebiete	Typische Auslöser
Aconitum	Einschießender Nervenschmerz; in diesem Ratgeber: Trigeminusneuralgie, blitzartige Zahnschmerzen, Ohrenschmerzen durch kalten Wind	Angst	Schreck, Schock, kalter Wind
Arnica	Bluterguss, Gefäßbeteiligung	Zerschlagenheitsgefühl, schickt den Arzt fort	Schlag, Sturz
Belladonna	Klopfender Schmerz; in diesem Ratgeber: klopfende Zahnschmerzen, klopfende Ohrenschmerzen, klopfende Halsschmerzen, klopfende Brustschmerzen	Hochroter Rachen, geschwollene Mandeln, trockener Hals	Sonne, Zugluft, Zahnung

Mittel	Beschwerde	Weitere Merkmale und Anwendungsgebiete	Typische Auslöser
Bryonia	Berstende, stechende Kopfschmerzen, auch Migräne; in diesem Ratgeber: Migräne, Gelenkschmerzen	Sehr gereizt, Verlangen nach Ruhe; trockene Schleimhäute, großer Durst; Ruhe, frische Luft und starker Druck bessern.	Ärger, Wetterwechsel
Calendula	Verletzungen mit Eiterbildung	Narbenschmerzen	Rissverletzung, Abschürfung
Chamomilla	Schmerz mit Hitze und Rötung des betroffenen Körperteils; in diesem Ratgeber: Zahnschmerzen wie elektrische Schläge, aber auch Durchfall	Durchfall, überempfindlich	Ärger, Zahnung, Schmerzmittelüberdosierung, Narkose

Mittel	Beschwerde	Weitere Merkmale und Anwendungsgebiete	Typische Auslöser
Ferrum phosphoricum	Wandernde Schmerzen, kommend und gehend; in diesem Ratgeber: u. a. Kopfschmerzen oder Menstruationsbeschwerden mit Kreislaufbeteiligung	Rechtsseitig, Erröten, empfindlich gegen äußere Eindrücke, besser durch kalte Anwendungen	Infektionen, Kälte, Verheben
Hamamelis	Muskelriss, aktivierte Arthrose	Venenschmerz, Besenreiser, Gelenkstauung, schlechter durch feuchte Wärme, Berührung, Erschütterung	Quetschung, Zerreißung, Operationen
Hypericum	Ziehende Nervenschmerzen; in diesem Ratgeber: Zahnschmerzen mit Taubheit (langanhaltende Anästhesie)	Kälte, Schweregefühl, Taubheit	Verletzung

Mittel	Beschwerde	Weitere Merkmale und Anwendungsgebiete	Typische Auslöser
Magnesium phosphoricum	Muskelkrämpfe, Spannungskopfschmerz; in diesem Ratgeber vor allem als „Heiße 7“	Kolikartige Schmerzen	Periode, Überarbeitung, Zahnung
Natrium sulfuricum	Kopfschmerz beim Aufsetzen, im Liegen besser; Rückenschmerz auf unebenem Gelände; in diesem Ratgeber: postpunktioneller Kopfschmerz	Verschlimmerung bei Wetterwechsel, Nässe und Kälte	Rückenmarksnahe Anästhesie
Nux vomica	Schmerzen mit Übelkeit und Brechreiz; in diesem Ratgeber: Schmerz nach Zahnbehandlung oder OP, bei Verstopfung oder Ärger	Schmerzen nach vorherigem Hochgefühl, morgens schlechter, durch Kälte, Nässe schlechter	Ärger, Zahnbehandlung, Genussmittel, Erkältung

Mittel	Beschwerde	Weitere Merkmale und Anwendungsgebiete	Typische Auslöser
Rhus toxicodendron	Steifheit und Lähmigkeit; in diesem Ratgeber: Gelenkschmerzen durch Überanstrengung	Langsame Bewegung bessert, Ruhelosigkeit	Überanstrengung (körperlich/ geistig)
Ruta	Knochenhaut, Augenbrennen; in diesem Ratgeber: Sehnenscheidenentzündung	Verkürzungsgefühl der Sehnen	Verrenkung, Überanstrengung
Staphisagria	Brennender, juckender Schmerz mit Überempfindlichkeit der Haut; in diesem Ratgeber: nach „Schlüsselloch-OP“ (minimalinvasiv)	Gerstenkorn	„Schlüsselloch“-OP, Stichverletzungen

Mittel	**Beschwerde**	**Weitere Merkmale und Anwendungsgebiete**	**Typische Auslöser**
Symphytum	Knochen(-bruch), Augenhöhle, Augapfel, in diesem Ratgeber: Operationen im Gesicht	Stechende Schmerzen	Sturz, Schlag

Schüßler-Salze: Die „Heiße 7"

Eine besondere Anwendung bei allen krampfartigen Schmerzen stammt aus der Biochemie nach Dr. Schüßler. Diese Therapie wurde von dem homöopathischen Arzt Dr. Wilhelm Heinrich Schüßler (1821–1898) entwickelt. Die durchnummerierten Präparate, 24 an der Zahl, werden als Schüßler-Salze bezeichnet und zumeist mit ihrer Nummer benannt. So steht etwa Schüßler-Salz Nr. 7 für den Wirkstoff Magnesium phosphoricum, Schüßler-Salz Nr. 11 für Silicea und Schüßler-Salz Nr. 24 für Arsenum jodatum.

Schüßler war der Überzeugung, dass die Ursache von Krankheiten in einem Defizit oder einer Funktionsstörung vor allem von zwölf Mineralsalzen im menschlichen Körper bestand. Unter einer Funktionsstörung ist dabei eine Störung der Aufnahme oder Verteilung der Mineralsalze zu verstehen: Sie sind „zur falschen Zeit am falschen Ort".

Die Gabe potenzierter Mineralsalze zielt darauf ab, den entsprechenden Mineralstoffwechsel zu verbessern, Blockaden zu beheben, die Aufnahme und Verarbeitung der entsprechenden Mineralien aus der Nahrung zu verbessern etc.

In diesem Ratgeber wird vor allem ein bestimmtes Schüßler-Salz genannt, das sich bei Schmerzen besonders bewährt hat: Das Salz Nr. 7 Magnesium phosphoricum D6 wird am besten als Sachet (Pulverbriefchen) eingenommen, ansonsten als Tabletten. Es wird bei akuten Krampf- und Schmerzzuständen eingesetzt, z. B.

- Spannungskopfschmerzen
- Bauchkrämpfe, Menstruationskrämpfe
- Koliken
- Rücken- und Gliederschmerzen durch Verspannungen der Muskeln, Muskelkrämpfe

Die „Heiße 7"

1 Sachet (oder 7 Tabletten) Magnesium phosphoricum D6 in eine Tasse geben, mit heißem Wasser aufgießen und unter Rühren vollständig auflösen. Die Lösung langsam schluckweise trinken und vor dem Schlucken möglichst lange im Mund behalten.

Naturheilkunde und Hausmittel

Traditionelle Verfahren

Die Naturheilkunde behandelt Krankheiten mit natürlichen Heilmitteln. Darunter werden physikalische Reize wie Wärme und Kälte, aber auch Wasser, Licht, Heilpflanzen, Bäder etc. verstanden. Die Naturheilkunde hat in Europa eine lange Tradition. Aufbauend auf der traditionellen Naturheilkunde hat sich im Laufe des letzten Jahrhunderts ein breites Spektrum an verschiedenen Verfahren entwickelt. Dazu gehören z. B. Atemtherapie, Balneotherapie (Badeanwendungen), Bewegungstherapie, Chronobiologie, Entspannungstherapie, Ernährungstherapie, Hydrotherapie (Wasseranwendungen), Klimatherapie, manuelle Therapie, Ordnungstherapie, Pflanzenheilkunde, Sauna, Segment- und Reflexzonentherapie, Symbioselenkung und viele mehr. Die moderne, wissenschaftliche Naturheilkunde versucht, eine Brücke zu schlagen zwischen der traditionellen Naturheilkunde und den wissenschaftlichen Ansprüchen der Hochschulmedizin.

Ausleitung und Entgiftung

Die Naturheilkunde hat nicht nur besondere Therapieverfahren, sondern auch ein besonderes Verständnis von Krankheit. So denkt man naturheilkundlich bei Schmerzen daran, dass sich im Organismus Substanzen angehäuft haben, die ihn belasten. Entsprechend spielt bei der Behandlung von Schmerzen in der Naturheilkunde die Ausleitung eine wichtige Rolle – auch bei akuten Schmerzen. Außerdem wird sehr genau geschaut, welche Stoffe wir zu uns nehmen, um den Körper nicht weiter zu belasten.

Tipp: Für die akute Schmerzsituation sollten Sie Folgendes beachten: Essen Sie wenig bis nichts, trinken Sie viel und achten Sie auf eine geregelte Verdauung.

Ausleitende Verfahren regen den Stoffwechsel und solche Organe an, die für Reinigung, Entgiftung und Ausscheidung zuständig sind, vor allem die Haut, den Darm, die Leber und die Nieren. Zu den ausleitenden Verfahren zählen z. B. der Aderlass, Fasten, Schwitzen, Wickel oder Auflagen und viele andere. Einige ausleitende Verfahren gehören in die Hand eines Arztes, andere können Sie auch selbst durchführen.

Der besondere Tipp gegen akute Schmerzen

Nehmen Sie bei akuten Schmerzen eine Tablette Bullrich Salz, ein anderes Basenpräparat oder 1 Teelöffel Haushaltsnatron ein. Wiederholen Sie die Einnahme nach einer und nach drei Stunden.
Bullrich Salz oder Basenpräparate helfen, den Körper zu entsäuern. Dies hat bei Schmerzen einen günstigen Effekt. Langfristig gesehen sollte die Entsäuerung durch eine Lebensstiländerung erfolgen, im akuten Fall ist die Einnahme eines entsprechenden Präparats eine „schnelle Lösung".

Leberauflage zur Ausleitung

Die orientalische Medizin sagt blumig: „Die Leber *macht* die Nerven." Gemeint ist, dass alles, was die Nerven betrifft – und das sind eben auch Schmerzen –, einen Bezug zur Leber hat. Daher raten wir bei Schmerzen als unterstützende ausleitende Maßnahme zu einer feucht-warmen Leberauflage. Hier eine vereinfachte Version:

Feucht-warme Leberauflage

Material: 1 Geschirrtuch, 1 Frottee-Badetuch, Gummihandschuhe, Wärmflasche

Durchführung: Wärmflasche mit heißem Wasser füllen, Frotteetuch entfaltet in Höhe des Oberbauchs quer auf das Bett legen. Geschirrtuch auf DIN A4-Größe falten, in heißem Wasser tränken und sehr gut auswringen (ggf. Gummihandschuhe anziehen). An der Innenseite des Unterarms prüfen, ob das feucht-warme Tuch nicht zu heiß ist, dann auf den rechten Oberbauch legen, die Wärmflasche darauf platzieren, mit dem Frottee-Badetuch eng umwickeln und gut zudecken.

Anwendungsdauer: 15–30 Minuten

Achtung! Nicht anwenden bei hohem Fieber, unklarem Bauchschmerz, akuter Leberentzündung, Gallenblasenentzündung.

Die pflanzliche Schmerzapotheke

Die folgenden naturheilkundlichen Mittel sind bei vielen Schmerzzuständen einsetzbar. Es bietet sich an, sie immer vorrätig zu haben:

- Das Arzneimittel **Phytodolor®** wird innerlich eingenommen. Es enthält Zitterpappel, Esche und Goldrute und wird bei Muskel- und Gelenkschmerzen eingesetzt. Zitterpappel und Esche wirken schmerzlindernd und entzündungsmindernd. Die Goldrute ist eine Pflanze, die man vor allem aus der Durchspülungstherapie bei Nierenerkrankungen und Harnwegsinfekten kennt. Sie dient in der Behandlung entzündlich-rheumatischer Erkrankungen der Ausschwemmung.

Achtung! Keine Anwendung bei Überempfindlichkeit gegenüber einem der Inhaltsstoffe und bei akuten Magen- und Darmgeschwüren.

- **Aconit Schmerzöl** (WALA) wird äußerlich angewendet. Das Öl wirkt mit dem Blauen Eisenhut (Aconitum napellus) schmerzlindernd, das duftende Lavendelöl (*Lavandulae aetheroleum*) beruhigt und entspannt, der echte Kampfer (*Camphora*) regt die Durchblutung an. Bewährte Anwendungen des Öls sind Muskel- und Gelenkbeschwerden mit Verspannungen, z. B. im Rücken, im Nackenbereich oder in den Schultern, aber auch Nervenschmerzen (Neuralgien) und Nervenentzündungen (Neuritiden) nach Gürtelrose (Herpes zoster). Das Öl wird mehrmals täglich auf die schmerzenden Körperstellen aufgetragen und sanft einmassiert.
- **Johanniskrautöl** wird ebenfalls äußerlich angewendet. Johanniskraut ist ein öliger Auszug

aus den oberirdischen Teilen des Johanniskrauts (*Hypericum perforatum*). Da es sich während der Herstellung rot färbt, wird es auch als Rotöl bezeichnet. Johanniskrautöl wird bei Muskelschmerzen und zur Nachbehandlung von Verletzungen aufgetragen. Das Öl wird mehrmals täglich auf die schmerzenden Körperstellen aufgetragen und sanft einmassiert.

Achtung! Die eingeriebene Haut sollte nicht der Sonne ausgesetzt werden, da es zu sonnenbrandähnlichen Reaktionen kommen kann.

Was tun gegen Schmerzen

Kopfschmerzen

Kopfschmerzen können viele Ursachen haben, z. B.:

- Nackenverspannungen
- Nasennebenhöhlenentzündungen
- Fehlstellungen des Kiefergelenks
- Probleme mit den Augen, z. B. erhöhter Augeninnendruck (Glaukom), falsche Brille
- Infektionskrankheiten
- Bluthochdruck
- Unterzucker
- Zu viel Kaffee, Nikotin, Alkohol
- Nebenwirkungen von Medikamenten, z. B. von Schmerz- oder Herzmitteln, von Hormonen wie der „Pille"
- Gefäßerkrankung

Achtung! Sehr starke Kopfschmerzen können Vorboten eines Schlaganfalles sein. Bitte gehen Sie auf jeden Fall zum Arzt zur Abklärung!

Gehen Sie zum Arzt, wenn ...
- Ihnen die Art des Schmerzes unbekannt ist,
- der Blutdruck stark erhöht ist,
- Sie außerdem unter Fieber oder Erbrechen leiden,
- Sie zusätzlich zu den Kopfschmerzen unter anderen Krankheitserscheinungen (z. B. Kreislaufstörungen) leiden,
- die Kopfschmerzen **nach einem Unfall** auftreten,
- Ihre Selbstbehandlung innerhalb von 3 Stunden keinen Erfolg zeigt.

Akupressur

3 Sekunden drücken, 3 Sekunden Pause, 3-mal wiederholen, 3 Minuten Pause → S. 27

Migräne

Die Unterseite des Ringfingers, von der Fingerbeere zum Handteller ziehend, mit dem Daumennagel der anderen Hand drücken, bis man auf eine besonders empfindliche Stelle stößt. Diese ist der aktive Akupressurpunkt, den man kräftig drückt. Am besten drückt man den Finger auf der entgegengesetzten Seite, d. h. bei rechtsseitigem Schmerz die linke Hand und umgekehrt.

Spannungskopfschmerz

Auf der Oberseite des Daumens am Nagelansatz, also unterhalb der hellen Verfärbung des Nagels (Nagelmond), jeweils in der Mitte beidseits gleichzeitig drücken (→ koreanische Handakupunktur S. 33).

Trigeminusneuralgie

Zeige-, Ring- und kleinen Finger auf der Gegenseite am Nagelansatz, also unterhalb der hellen Verfärbung des Nagels (Nagelmond), jeweils in der Mitte abwechselnd drücken. Mit dem Zeigefinger beginnen, anschließend Ringfinger und kleinen Finger drücken (→ koreanische Handakupunktur S. 33).

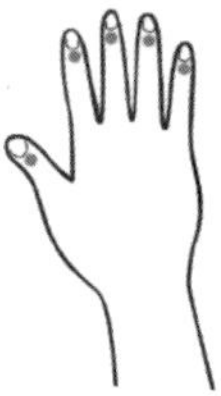

Die homöopathische Schmerzapotheke

Komplexmittel

Komplexmittel bitte nach Angaben auf dem Beipackzettel einnehmen.

- Lymphdiaral Basistropfen bei Entzündungen im Kopfbereich (Nasennebenhöhlen, Zähne)
- Traumeel nach Verletzungen

Einzelmittel

5 Globuli/ 5 Tropfen/ 1 Tablette in Wasser geben, teelöffelweise alle 5–10 Minuten einnehmen, bis eine Reaktion eintritt → S. 41.

- „Heiße 7", Magnesium phosphoricum D6 (→ S. 48) bei Spannungskopfschmerz
- Bryonia D6 bei Migräne
- Aconitum D6 bei Trigeminusneuralgie
- Ferrum phosphoricum D6 bei begleitenden Entzündungen und starken Kreislaufreaktionen

Naturheilkunde und Hausmittel

Machen Sie ein **kaltes Unterarmbad**: Waschbecken oder Plastikwanne mit kaltem Wasser füllen und Unterarme kurz eintauchen. Alternativ Hände, Handgelenke und Unterarme kurz unter laufendes kaltes Wasser halten.
Durch den Kaltwasserreiz ziehen sich die Blutgefäße zunächst zusammen und erweitern sich danach wieder. Es kommt zu einer Anregung der Durchblutung nicht nur der Arme, sondern reflektorisch auch des Kopf-Halsbereichs. Das kann gerade bei Kopfschmerzen, die durch einen Blutandrang im Kopf gekennzeichnet sind, schmerzlindernd wirken (die Naturheilkunde spricht hier von einem ableitenden Verfahren). Auch bei niedrigem Blutdruck begleitend zu Schmerzen ist das kalte Unterarmbad sehr bewährt.

Heilpflanzen

Bei einem „dicken Kopf" oder Spannungskopfschmerz **Pfefferminzöl** äußerlich einmassieren, das Öl am besten mit einem Roll-On-Stift auftragen. Das Minzöl blockiert die Schmerzrezeptoren an den Nervenzellen und lindert so den

Kopfschmerz. Gleichzeitig hat es eine durchblutungsfördernde und entkrampfende Wirkung.

Achtung! Nach dem Einreiben die Hände gut waschen, nicht in Augennähe auftragen. Pfefferminzöl nicht zeitgleich mit homöopathischer Arznei anwenden.

Zahnschmerzen

Bei Zahnschmerzen gilt immer: Vorbeugen ist besser als heilen! **Gehen Sie zum Zahnarzt**, sobald ein Zahn sich „meldet". Zur Überbrückung können Sie folgende Maßnahmen ausprobieren:

Akupressur

3 Sekunden drücken, 3 Sekunden Pause, 3-mal wiederholen, 3 Minuten Pause → S. 27

Bei Zahnschmerzen die Gegenseite behandeln (bei Zahnschmerzen links also die rechte Hand und umgekehrt).

Zahnschmerzen im Oberkiefer

Am Zeige-, Mittel- und Ringfinger unterhalb des Nagelmondes am Nagelansatz jeweils in der Mitte nacheinander drücken, mit dem Ringfinger beginnen (→ koreanische Handakupunktur S: 33).

Zahnschmerzen im Unterkiefer

Am Mittel- und Ringfinger unterhalb des Nagelmondes am Nagelansatz jeweils in der Mitte abwechselnd drücken, mit dem Ringfinger beginnen (→ koreanische Handakupunktur S. 33).

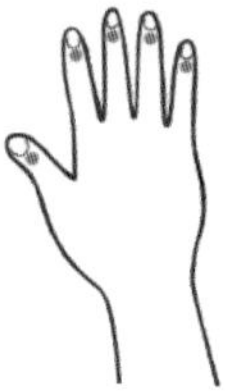

Die homöopathische Schmerzapotheke

Komplexmittel

> Komplexmittel bitte nach Angaben auf dem Beipackzettel einnehmen.

Lymphdiaral DS Salbe stündlich auf die schmerzende Region auftragen, Lymphdiaral Basistropfen einnehmen.

Einzelmittel

5 Globuli/ 5 Tropfen/ 1 Tablette in Wasser geben, teelöffelweise alle 5–10 Minuten einnehmen, bis eine Reaktion eintritt → S. 41.

- Aconitum D6 bei blitzartigen Schmerzen und Angst vor dem nächsten Schmerzstoß
- Belladonna D6 bei klopfenden Schmerzen
- Chamomilla D6 bei Schmerzen wie elektrische Schläge mit Rötung der Wange
- Hypericum D6 bei Schmerz mit Taubheit (langanhaltende Anästhesie)
- Nux vomica D6 bei Schmerz nach Zahnbehandlung (plombieren, schleifen, Krone setzen)

Naturheilkunde und Hausmittel

Vorbeugend, aber auch bei akuten Schmerzen und Entzündungen im Mundraum kann man den Mund mit Pflanzenöl spülen. Dieses so genannte **Ölziehen** verbessert die Mundgesundheit und beugt darüberhinaus Erkältungen und Atemwegsinfekten vor. Ölziehen befeuchtet und „schmiert" die Mundschleimhaut.

Vermutlich bindet das Öl zunächst fettlösliche Schadstoffe, später dann, wenn es durch das „Ziehen" emulgiert ist, auch wasserlösliche Substanzen. Traditionell wird Sonnenblumenöl verwendet, alternativ geht Sesamöl (besonders kalziumreich), Kokosöl (angenehmer Geschmack) oder ein anderes verfügbares Speiseöl.

Ölziehen

Morgens auf nüchternen Magen 1 TL bis 1 EL Öl mit geschlossenem Mund für ca. 5–10 Minuten im Mund bewegen und durch die Zähne ziehen. Danach ausspucken und gut den Mund ausspülen.
Ein Tipp: Die Apothekerin Gisela Hillert empfiehlt zur Verbesserung des Geschmackes, 100 ml Sesamöl mit 5 Tropfen ätherischem Zitronenöl und 3 Tropfen ätherischem Niaouliöl zu mischen.

Heilpflanzen

Das ätherische Öl der **Gewürznelke** wirkt entzündungshemmend, antibakteriell, pilzhemmend, antiviral, lokal betäubend und krampflösend. In konzentrierter Form reizt es allerdings die Schleimhaut, daher sollte man es nur sehr gezielt einsetzen.

Nelkenöl wird gegen entzündliche Veränderungen der Mund- und Rachenschleimhaut und zur Schmerzstillung bei Zahnschmerzen angewendet.
Die Knospe einer Nelke kauen oder Nelkenöl (Apotheke) auf ein Wattestäbchen geben und damit den betroffenen Zahn bzw. die schmerzhafte Region am Zahnfleisch betupfen.

Achtung! Keine größeren Zahnfleischregionen benetzen. Keine innerliche Einnahme!
Nelkenöl außerhalb der Reichweite von Kindern aufbewahren.

Die im **Schwedenbitter** enthaltenen Pflanzen (u. a. Aloe, Myrrhe, Safran, Sennesblätter, Kampfer, Rhabarberwurzel und Angelikawurzel) wirken entzündungsmindernd, wundheilungsfördernd und schmerzstillend. Etwas Schwedenbitter auf ein Wattestäbchen oder einen Wattebausch geben und vorsichtig auf den schmerzenden Zahn tupfen.

Achtung! Keine größeren Zahnfleischregionen benetzen.

Ohrenschmerzen

Ohrenschmerzen können viele Ursachen haben, z. B. Mittelohrentzündung oder Gehörgangsfurunkel. Eine Mittelohrentzündung wird begünstigt, wenn die Nasenwege nicht frei sind. Daher bei Erkältung oder Nasennebenhöhlenentzündung immer auf eine freie Nase achten.

Gehen Sie zum Arzt ...

- bei starken Ohrenschmerzen,
- wenn gleichzeitig hohes Fieber auftritt,
- bei Ausfluss aus den Ohren,
- bei deutlicher Hörverschlechterung,
- bei starken Ohrgeräuschen und/ oder Schwindel,
- wenn die Region hinter dem Ohr gerötet und berührungsempfindlich ist,
- wenn die Selbstbehandlung keinen Erfolg zeigt.

Akupressur

3 Sekunden drücken, 3 Sekunden Pause, 3-mal wiederholen, 3 Minuten Pause → S. 27

Bei Ohrenschmerzen die Gegenseite behandeln (bei Ohrenschmerzen links also die rechte Hand

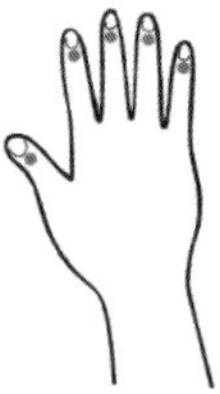

und umgekehrt): Daumen und Zeigefinger unterhalb des Nagelmondes am Nagelansatz jeweils in der Mitte abwechselnd stark drücken, mit dem Daumen beginnen (→ koreanische Handakupunktur S. 33).

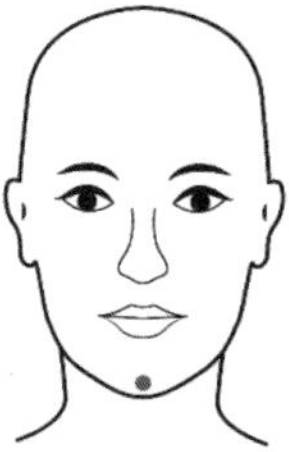

Bei einem **Gefühl von Verstopfung** im Ohr im Kinngrübchen (in der Mitte zwischen Unterlippe und Kinnspitze) kräftig drücken und dabei den Mund weit öffnen und gähnen.

Die homöopathische Schmerzapotheke

Komplexmittel

Komplexmittel bitte nach Angaben auf dem Beipackzettel einnehmen.

Lymphdiaral DS Salbe am Hals auftragen. Hinter den Ohren beginnen und bis zum Schlüsselbein vorsichtig einmassieren. Lymphdiaral Basistropfen einnehmen.

Einzelmittel

5 Globuli/ 5 Tropfen/ 1 Tablette in Wasser geben, teelöffelweise alle 5–10 Minuten einnehmen, bis eine Reaktion eintritt → S. 41.

- Aconitum D6 bei Ohrenschmerzen durch kalten Wind
- Belladonna D6 bei klopfenden Schmerzen
- Ferrum phosphoricum D6, wenn der Schmerz kommt und geht. Gut können Ferrum phosphoricum und Aconitum im Wechsel eingenommen werden, wenn die Merkmale auf beide Mittel zutreffen.

Naturheilkunde und Hausmittel

Bestrahlen Sie den Rücken mit **Rotlicht**, und zwar am Übergang der Halswirbelsäule zur Brustwirbelsäule (C 7). C 7 ist bei den meisten Menschen gut tastbar, da er einen längeren Dornfortsatz hat.

Ein ansteigendes **Armbad** kann ebenfalls hilfreich sein.

Armbad

Bequem vor das Waschbecken oder eine eigene Wanne setzen, so dass die Arme länger eingetaucht werden können. Waschbecken zur Hälfte mit warmem Wasser (ca. 33–34 °C) füllen. Allmählich heißes Wasser zulaufen lassen, so dass die Temperatur innerhalb von 15–20 Minuten auf etwas über 40 °C erhöht wird. Diese Temperatur für 1–2 Minuten beibehalten, abtrocknen. 15–30 Minuten nachruhen.

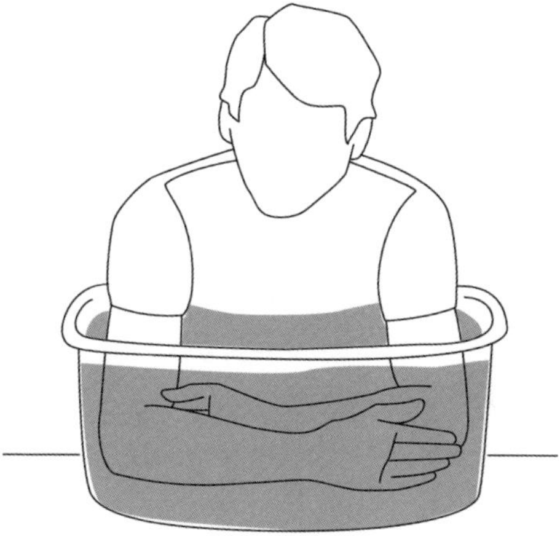

Ein **Zwiebelwickel** wird bei leichten Ohrenschmerzen bzw. zur Überbrückung bis zum Arztbesuch angewendet. Zwiebeln enthalten schwefelhaltige Verbindungen (Alliin, Allicin,

Polysulfide), die einen entzündungshemmenden und schmerzlindernden Effekt haben.

Zwiebelwickel

Material: 1 kleines Baumwolltuch (z. B. Stofftaschentuch) oder Fingerverband aus der Apotheke, 1 Zwiebel, Sieb, Leukoplast und Baumwollwatte, Mütze oder Stirnband

Durchführung: Zwiebel schälen und in dünne Scheiben oder kleine Würfel schneiden und im Sieb über Wasserdampf auf Körpertemperatur erwärmen. Auf das Tuch geben und einrollen oder in den an einem Ende verknoteten Fingerverband füllen. Der Wickel sollte etwa einmal um das Ohr reichen. Fingerverband verknoten, Baumwollpäckchen fixieren (Leukoplast). Fingerbreit um das Ohr wickeln, mit Stirnband oder Mütze fixieren.

Anwendungsdauer und -häufigkeit: Mindestens 20 Minuten, 1–2 x täglich

Achtung! Bei Verschlimmerung durch das Zwiebelsäckchen sofort zum Arzt gehen!
Nicht anwenden bei Neigung zu Schleimhautreizung durch Zwiebelaroma, Abneigung gegen Zwiebelaroma, empfindlicher Haut.

Halsschmerzen

Halsschmerzen können viele Ursachen haben, z. B.:

- Grippaler Infekt oder Erkältung
- Virusinfektionen, bakterielle Infektionen (typische „Kinderkrankheiten“ wie z. B. Mumps, Pseudokrupp, Diphtherie)
- Überlastung der Stimme, Reizung der Atemwege, trockene Schleimhäute
- Allergien

Gehen Sie zum Arzt, wenn ...

- die Schmerzen zunehmen oder Fieber auftritt,
- Beläge, Stippchen, Bläschen oder andere Veränderungen auf den Mandeln erscheinen,
- Ihr Kind unter Halsschmerzen leidet. Das kann für Scharlach oder eine andere Streptokokken-Angina sprechen (häufig symptomarm, aber schwere Komplikationen möglich!),
- die Selbstbehandlung innerhalb von 1–2 Tagen keinen Erfolg zeigt.

Akupressur

3 Sekunden drücken, 3 Sekunden Pause, 3-mal wiederholen, 3 Minuten Pause → S. 27

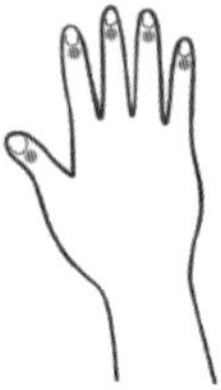

Drücken Sie die Punkte unterhalb des Nagelmondes am Daumen und Mittelfinger, mit dem Mittelfinger beginnend abwechselnd, bei einseitigen Schmerzen auf der Gegenseite, sonst beidseitig (→ koreanische Handakupunktur S. 33).

Die homöopathische Schmerzapotheke

Komplexmittel

Komplexmittel bitte nach Angaben auf dem Beipackzettel einnehmen.

– Lymphdiaral DS Salbe am Hals auftragen. Hinter den Ohren beginnen und bis zum Schlüsselbein, dann zur Mitte und abwärts bis zur Mitte des Brustbeins einmassieren. Lymphdiaral Basistropfen einnehmen.

– Traumeel Tbl. bei beginnender Eiterung (**Achtung!** Beginnende Eiterung bitte in jedem Fall vom Arzt abklären lassen!)

Einzelmittel

> 5 Globuli/ 5 Tropfen/ 1 Tablette in Wasser geben, teelöffelweise alle 5–10 Minuten einnehmen, bis eine Reaktion eintritt → S. 41.

– Belladonna D6 bei klopfenden Schmerzen, wenn der Quarkwickel nicht ertragen wird
– Ferrum phosphoricum D6, wenn der Schmerz kommt und geht

Naturheilkunde und Hausmittel

Ein **Quarkwickel** wirkt kühlend, lindert Schmerzen und unterstützt die Abschwellung.

> **Quarkwickel**
>
> Material: Ca. 2–3 EL zimmerwarmen Quark (Fettstufe unerheblich) frisch aus der Packung, 1 Kompresse (oder Stück Stoff in Größe DIN A4, z. B. Herrentaschentuch), 1 Geschirrtuch
>
> Durchführung: Auf die Kompresse mit dem Messer einen Streifen Quark streichen, der in etwa so breit und lang ist wie die Auflagestelle am Hals, einschlagen.

Mit der einlagigen Stoffseite am Hals anlegen, mit gefaltetem Geschirrtuch und Sicherheitsnadel oder Schal fixieren. Nach der Behandlung die Haut trockentupfen und nachruhen.

Anwendungsdauer und -häufigkeit: Maximal 20 Minuten aufliegen lassen, spätestens abnehmen, wenn der Quark eintrocknet oder der Wickel unangenehm ist. Mehrmals täglich anwenden, aber immer erst, wenn der Hals sich wieder erwärmt hat.

Achtung! Nicht bei Milcheiweiß-Kontaktallergie!

Heilpflanzen

Salbei wirkt zusammenziehend und entzündungshemmend. Mehrmals täglich mit Salbeitee gurgeln: 1 gestrichenen TL Salbeitee mit 150 ml kochendem Wasser übergießen, 5–10 Minuten ziehen lassen, abseihen, etwas abkühlen lassen.
Cystus-Tee wirkt antiviral. Nach Packungsbeilage zubereiten und trinken.
Nehmen Sie 3 x täglich 3 Tabletten **Angocin® Anti-Infekt**. Es enthält Meerrettich- und Kapuzinerkresse-Extrakte. Deren Inhaltsstoffe (Senföle) hemmen die Vermehrung von Bakterien und Viren.

Brustschmerzen

Brustschmerzen können viele Ursachen haben, z. B.:

– Atemwegsinfekte, Bronchitis, Lungenentzündung und andere Entzündungen
– Rippenprellung, -fraktur
– Neuralgien
– Angina pectoris, Herzinfarkt

Gehen Sie zum Arzt, wenn …

- Sie zusätzlich unter Fieber leiden,
- sich das Allgemeinbefinden verschlechtert,
- Ihre Selbstbehandlung keinen Erfolg zeigt.

Bei Verdacht auf Herzinfarkt den Notarzt rufen (112)!

Akupressur

3 Sekunden drücken, 3 Sekunden Pause, 3-mal wiederholen, 3 Minuten Pause → S. 27

Drücken Sie die Punkte Dickdarm 4 (→ S. 28) und Dünndarm 3 (→ S. 29).

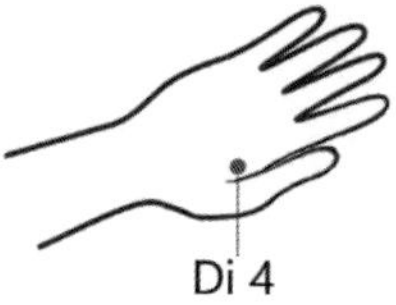

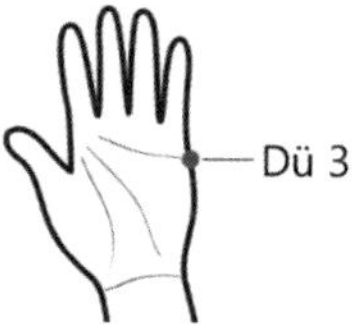

Die homöopathische Schmerzapotheke

Komplexmittel

> Komplexmittel bitte nach Angaben auf dem Beipackzettel einnehmen.

- Lymphdiaral DS Salbe an den schmerzenden Stellen einmassieren. Lymphdiaral Basistropfen einnehmen.
- Spascupreel bei krampfartigen Schmerzen („Verrenkung")
- Traumeel Tabletten/ Tropfen nach Verletzung

Einzelmittel

> 5 Globuli/ 5 Tropfen/ 1 Tablette in Wasser geben, teelöffelweise alle 5–10 Minuten einnehmen, bis eine Reaktion eintritt → S. 41.

- Belladonna D6 bei klopfenden Schmerzen
- Ferrum phosphoricum D6, wenn der Schmerz kommt und geht. Gut können auch Ferrum phosphoricum und Aconitum im Wechsel eingenommen werden, wenn die Schmerzen durch Wind, Zugluft, Kälte ausgelöst werden.

Naturheilkunde und Hausmittel

Reiben Sie die schmerzenden Areale mit **Aconit Schmerzöl** ein.
Ein **ansteigendes Armbad** fördert die Durchblutung und die Abwehr.

> **Armbad**
> Bequem vor das Waschbecken setzen, so dass die Arme länger eingetaucht werden können. Waschbecken zur Hälfte mit warmem Wasser (ca. 33–34 °C) füllen.
> Allmählich heißes Wasser zulaufen lassen und so die Temperatur innerhalb von 15–20 Minuten auf etwas mehr als 40 °C erhöhen. Diese Temperatur für 1–2 Minuten beibehalten, abtrocknen. 15–30 Minuten nachruhen.

Eine **Kartoffelauflage** führt zu einer tiefen Durchwärmung und wirkt „befeuchtend". Bei Husten hat es sich auch bewährt, eine Auflage auf der Brust und eine Auflage am Rücken zu machen. Dann insgesamt zwei „Kartoffelpäckchen" vorbereiten.

Kartoffelauflage

Material: 6–7 ungeschälte, weich gekochte, heiße Kartoffeln (eher mehlig kochend), 1 Innentuch (Geschirrtuch), 1 Zwischentuch (Frotteehandtuch), Küchenkrepp, 1 Außentuch (Badetuch), Sicherheitsnadeln, Leukoplast

Durchführung: Badetuch auf das Bett legen. Kartoffeln etwas auskühlen lassen. Geschirrhandtuch (Innentuch) ausbreiten, Küchenkrepp darauflegen, Kartoffeln auf dem Küchenkrepp verteilen. Ein zweites Küchenkrepp darüberlegen. Die Kartoffeln mit der Hand oder einem Nudelholz zerdrücken.
Das Tuch nach einer Seite einschlagen (etwa auf Brustgröße), mit Sicherheitsnadeln und/ oder Leukoplast fixieren, in ein Frotteehandtuch einschlagen.
Temperatur prüfen, die Kartoffeln sind sehr heiß und speichern die Wärme! Das Tuch mit der einlagigen Stoffseite auf die Brust auflegen. Wenn die Auflage noch zu heiß ist, abnehmen und etwas warten. Die Auflage mit dem Badetuch fixieren und zudecken.

Anwendungsdauer und -häufigkeit: Anwenden, solange die Auflage als angenehm empfunden wird, maximal 1 x täglich.

Achtung! Nicht anwenden bei Verschlimmerung durch Wärme, nach frischen Verletzungen im Anwendungsbereich, bei Bluthochdruck.

Heilpflanzen

Trinken Sie mehrmals täglich 1 Tasse **Thymiantee** mit Zitrone und Honig. 1 gestrichenen TL **Thymiankraut** (Apothekenqualität) mit 150 ml kochendem Wasser übergießen und zugedeckt (!) 5–10 Minuten ziehen lassen, abseihen. Den Saft einer halben Zitrone (oder weniger, nach Verträglichkeit) und ½–1 TL Honig zugeben

Bauchschmerzen

Bauchschmerzen können viele Ursachen haben, z. B.:

– Entzündungen der Verdauungsorgane
– Magen- oder Darmgeschwür
– Verstopfung
– Vergiftung
– Unterleibsbeschwerden
– Steinleiden
– Parasiten
– Infektionskrankheiten
– Gefäßerkrankungen

Gehen Sie zum Arzt, ...

- um den Befund zu klären,
- wenn Sie vermuten, dass Sie sich eine Nahrungsmittelvergiftung oder eine grassierende Darminfektion zugezogen haben,
- wenn Ihre Beschwerden durch Fieber oder Kreislaufbeschwerden begleitet werden, oder wenn Sie sich sehr erschöpft und schlapp fühlen,
- wenn Ihre Beschwerden so heftig sind, dass Sie erbrechen müssen oder stark schwitzen,
- wenn Ihre Bauchdecke druckschmerzempfindlich ist,
- wenn länger anhaltende Schmerzen bestehen,
- wenn Ihre Selbstbehandlung keinen Erfolg zeigt.

Akupressur

3 Sekunden drücken, 3 Sekunden Pause, 3-mal wiederholen, 3 Minuten Pause → S. 27

Schmerzen im Oberbauch

Drücken Sie Dickdarm 4, den Schmerzpunkt, an beiden Händen (→ S. 28).

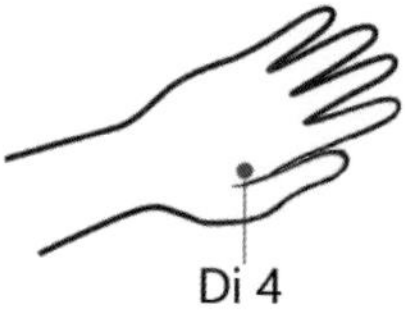

Schmerzen im Unterbauch

Drücken Sie Leber 3 an beiden Füßen (→ S. 30).

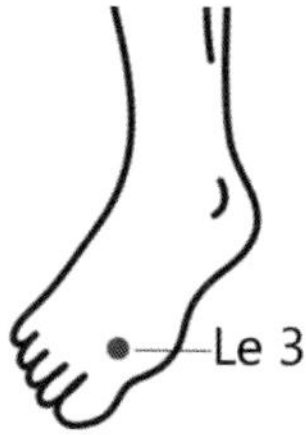

Die homöopathische Schmerzapotheke

Komplexmittel

Komplexmittel bitte nach Angaben auf dem Beipackzettel einnehmen.

- Digesto-Hevert bei wandernden Schmerzen mit Durchfall
- Spascupreel bei krampfartigen Schmerzen

Einzelmittel

5 Globuli/ 5 Tropfen/ 1 Tablette in Wasser geben, teelöffelweise alle 5–10 Minuten einnehmen, bis eine Reaktion eintritt → S. 41.

- Nux vomica D6 bei Verstopfung
- Chamomilla D6 bei (grünlichem) Durchfall
- Okoubaka D3 (auch D2, D4, D6) bei Verdauungsbeschwerden, Reisedurchfall, Nahrungsmittelunverträglichkeiten, „verdorbenem Magen“, Übelkeit, Erbrechen, Durchfall

Naturheilkunde und Hausmittel

Eine **feucht-warme Auflage** kann Bauchschmerzen lindern.

Feucht-warme Auflage

Material: 1 Geschirrtuch, 1 Frottee-Badetuch, evtl. Gummihandschuhe, Wärmflasche

Durchführung: Wärmflasche mit heißem Wasser füllen, Frotteetuch entfaltet in Höhe des schmerzhaften Bereichs quer auf das Bett legen. Geschirrtuch auf DIN A4-Größe falten, in heißem Wasser tränken und sehr gut auswringen (ggf. Gummihandschuhe anziehen). An der Innenseite des Unterarms prüfen, ob das feucht-warme Tuch nicht zu heiß ist, dann auf den schmerzenden Bereich legen, die Wärmflasche darauf platzieren, mit dem Frottee-Badetuch eng umwickeln und gut zudecken.

Anwendungsdauer: 15–30 Minuten

Achtung! Nicht anwenden bei hohem Fieber, unklarem Bauchschmerz, akuter Leberentzündung, Gallenblasenentzündung.

Heilpflanzen

Trinken Sie lauwarmen **Pfefferminztee**. Er beruhigt und entkrampft und hat nach naturheilkundlicher Vorstellung eine kühlende Wirkung. 1 TL Pfefferminzblätter mit 150 ml heißem Wasser übergießen, 5–10 Minuten ziehen lassen. Wenn Ihnen **Kamillentee** mehr zusagt, trinken

Sie Kamillentee – hier darf man sich von den persönlichen Vorlieben leiten lassen! Der Kamille werden übrigens naturheilkundlich eher erwärmende Wirkungen auf Magen und Darm, aber auch Leber und Galle zugeschrieben.
Tragen Sie **Melissenöl** (mit Majoran, Kümmel und Fenchel, WALA) auf den Bauch auf und massieren Sie es vorsichtig ein.

Schmerzen bei Hämorrhoiden

Akupressur

3 Sekunden drücken, 3 Sekunden Pause, 3-mal wiederholen, 3 Minuten Pause → S. 27

Zur Behandlung von Schmerzen durch Hämorrhoiden ist Du Mai 26 (→ S. 32) geeignet.
Das Punktareal wird übrigens auch behandelt bei Heißhunger und Krampfanfällen.

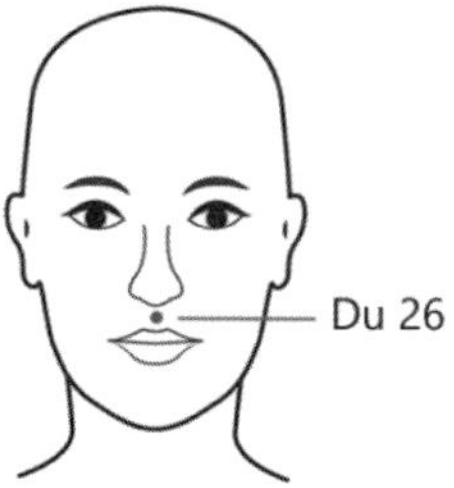

Die homöopathische Schmerzapotheke

Komplexmittel

Nehmen Sie Spascupreel nach Packungsbeilage ein.

Einzelmittel

5 Globuli/ 5 Tropfen/ 1 Tablette in Wasser geben, teelöffelweise alle 5–10 Minuten einnehmen, bis eine Reaktion eintritt → S. 41.

Nux vomica D6: Die Beschwerden sind gekennzeichnet durch vergeblichen Stuhldrang (der ja häufig zu Hämorrhoiden führt). Hinzu kommen Beschwerden durch Überarbeitung oder Genussmittel. Außerdem können nächtliche Rückenschmerzen auftreten.

Naturheilkunde und Hausmittel

Sitzen auf einem (Eichen-) **Holzbrett** wirkt bei Hämorrhoidenschmerzen mitunter verblüffend gut.

Machen Sie eine kalte **Kartoffelkompresse**:

1–2 frische Kartoffeln schälen, reiben oder in dünne Scheiben schneiden, in ein Leinensäckchen geben oder in ein Küchentuch/ Herrentaschentuch als Kompresse einwickeln, sich für 15–25 Minuten daraufsetzen.

Heilpflanzen

Hamamelissalbe (Hametum) auftragen. Sie können kleine Zäpfchen daraus formen, einfrieren (z. B. in Frischhaltefolie) und dann in den Darmausgang einführen.

Menstruationsschmerzen

Menstruationsschmerzen können durch verschiedene Faktoren positiv beeinflusst werden. Dazu gehören

- eine Ernährung, die reich an Magnesium, B-Vitaminen, ungesättigten Fettsäuren und anderen Vitalstoffen ist,
- Bewegung,
- Stressmanagement.

Gehen Sie zum Arzt, wenn ...

- die Schmerzen zu arg sind und durch Selbstbehandlungsmaßnahmen nicht besser werden,
- Kreislaufbeschwerden auftreten,
- während der Periode Fieber auftritt.

Akupressur

3 Sekunden drücken, 3 Sekunden Pause, 3-mal wiederholen, 3 Minuten Pause → S. 27

Drücken Sie Leber 3 an beiden Füßen (→ S. 30).

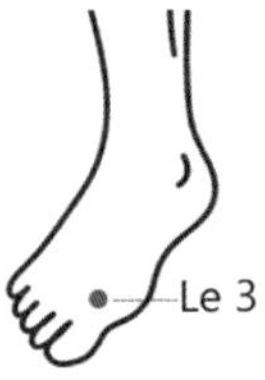

Die homöopathische Schmerzapotheke

Komplexmittel

Nehmen Sie Spascupreel nach Packungsbeilage ein.

Einzelmittel

5 Globuli/ 5 Tropfen/ 1 Tablette in Wasser geben, teelöffelweise alle 5–10 Minuten einnehmen, bis eine Reaktion eintritt → S. 41.

- Regelschmerzen sind ein wichtiges Anwendungsgebiet für die „Heiße 7", Magnesium phosphoricum D6 (→ S. 48).
- Nux vomica D6 bei begleitender Verstopfung
- Chamomilla D6 bei begleitendem Durchfall
- Ferrum phosphoricum D6 bei begleitenden Kreislaufreaktionen

Heilpflanzen

Trinken Sie einen **krampflösenden Tee** aus Kamillenblüten, Schafgarbenblüten, Melissenblättern, Gänsefingerkraut und Fenchelfrüchten zu gleichen Gewichtsteilen. 1 gestrichenen TL mit

150 ml kochendem Wasser aufgießen, 10–15 Minuten ziehen lassen. 3–5 Tassen täglich trinken. Bei schmerzhaften Krämpfen im Unterbauch den Bauch mit **Melissenöl** (mit Majoran, Kümmel und Fenchel, WALA) einreiben. Das Öl hat eine wärmende, entkrampfende Wirkung. Mehrmals täglich sanft auf Unterbauch und Kreuzbeingegend (unterer Rücken oberhalb des Gesäßes) einmassieren.

Gelenkschmerzen

Gelenkschmerzen können viele Ursachen haben, z. B.:
- Arthritis, Arthrose
- Fehlstellungen der Füße oder des Beckens
- Begleitend bei Infektionskrankheiten
- Schuppenflechte (Psoriasisarthritis)

Gehen Sie zum Arzt, wenn ...
- die Schmerzen nicht nachlassen,
- das Gelenk warm und rot ist,
- Ihre Selbstbehandlung keinen Erfolg zeigt.

Akupressur

3 Sekunden drücken, 3 Sekunden Pause, 3-mal wiederholen, 3 Minuten Pause → S. 27

Drücken Sie die Punkte Dickdarm 4 (→ S. 28) und Dünndarm 3 (→ S. 29) auf beiden Seiten.

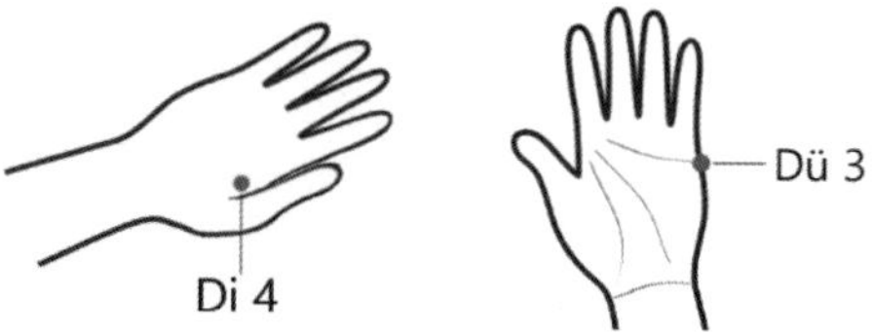

Die homöopathische Schmerzapotheke

Komplexmittel

Komplexmittel bitte nach Angaben auf dem Beipackzettel einnehmen.

- Bei entzündlichen Schmerzen Lymphdiaral DS Salbe auftragen und einmassieren. Lymphdiaral Basistropfen nach Packungsbeilage einnehmen.
- Traumeel bei Verletzungen

Einzelmittel

5 Globuli/ 5 Tropfen/ 1 Tablette in Wasser geben, teelöffelweise alle 5–10 Minuten einnehmen, bis eine Reaktion eintritt → S. 41.

- Rhus toxicodendron D6 nach Überanstrengung, Besserung durch Bewegung
- Bryonia D6 bei Besserung durch Ruhe und starken Druck
- Rhus toxicodendron im Wechsel mit Bryonia bei sehr akuten Schmerzen ohne klare Symptome
- Ruta D6 bei Sehnenscheidenentzündung
- Hamamelis D6 bei aktivierter Kniegelenksarthrose

Naturheilkunde und Hausmittel

Retterspitzauflagen wirken entzündungshemmend, schmerzlindernd, abschwellend und kühlend. Besonders geeignet sind sie bei aktivierter Arthrose und Fibromyalgie.

Retterspitzauflage

Material: Retterspitz® äußerlich, 1 Schüssel, 1 Innentuch (Geschirrtuch, Kompresse oder Stofftaschentuch), 1 Außentuch (Moltontuch, Frotteetuch), Leukoplast oder Mullbinde

Durchführung: Retterspitz® 1 : 1 mit (kaltem) Wasser verdünnen. Kompresse oder Geschirrhandtuch darin tränken, auswringen. Kompresse auf das Gelenk legen bzw. das Gelenk damit umwickeln, straffziehen. Mit Außentuch und Klebestreifen oder Mullbinde fixieren.

Anwendungsdauer und -häufigkeit: 1 x täglich bis zu 90 Minuten

Achtung! Nicht anwenden bei Eiweißallergie oder Allergie gegen einen der Bestandteile von Retterspitz (Thymol, Rosmarinöl, Bergamottöl, Arnikatinktur, Zitronensäure, Hühnerei).

Machen Sie einen **Gelenkwickel**, z. B. mit Quark. Ein Quarkwickel wirkt kühlend, lindert Schmerzen und unterstützt die Abschwellung.

Quarkwickel

Material: Ca. 2–3 EL zimmerwarmer Quark (Fettstufe unerheblich) frisch aus der Packung, 1 Kompresse (oder Stück Stoff in Größe DIN A4, z. B. Herrentaschentuch), 1 Geschirrtuch

Durchführung: Auf Kompresse mit dem Messer einen Streifen Quark streichen, der in etwa so breit und lang ist wie die Auflagestelle, einschlagen.
Mit der einlagigen Stoffseite anlegen, mit gefaltetem Geschirrtuch und Sicherheitsnadel oder Schal fixieren. Nach der Behandlung die Haut trockentupfen und nachruhen.

Anwendungsdauer und -häufigkeit: Maximal 20 Minuten, spätestens abnehmen, wenn der Quark eintrocknet oder der Wickel unangenehm ist.
Mehrmals täglich anwenden, aber immer erst, wenn das Auflagegebiet sich wieder erwärmt hat.

Achtung! Nicht bei Milcheiweiß-Kontaktallergie!

Machen Sie eine **Kohlauflage**. Kohl wirkt über seine Schwefel-Inhaltsstoffe antientzündlich und schwellungsauflösend. Zudem wirken die Kohlblätter auf der Haut leicht kühlend.

Kohlauflage

Material: Äußere Blätter von Weißkohl oder Wirsing, elastische Binde zum Fixieren, Brettchen (kein Holzbrettchen verwenden, saugt zu viel Kohlsaft auf), Glasflasche (kein Nudelholz, saugt ebenfalls zu viel Kohlsaft auf)

Durchführung: Dicke Blattadern herausschneiden, damit es nicht zu schmerzhaftem Druck kommt. Blätter auf dem Brettchen mit der Glasflasche rollen, bis etwas Saft austritt.
Die Kohlblätter dachziegelartig überlappend auf das Gelenk auflegen. Mit elastischer Binde umwickeln und fixieren.

Anwendungsdauer und -häufigkeit: 1–2 x täglich, etwa eine Stunde aufliegen lassen. Abnehmen, wenn die Schmerzen sich verstärken.

Heilpflanzen

Das Arzneimittel **Phytodolor®** wird bei Muskel- und Gelenkschmerzen eingesetzt. Es wirkt schmerzlindernd, entzündungsmindernd und ausleitend (→ Hinweise S. 53).
Dosierung: Soweit nicht anders verordnet, nehmen Erwachsene 3 x täglich 30 Tropfen, bei starken Schmerzen 3 x täglich 40 Tropfen in etwas Flüssigkeit ein.

Achtung! Keine Anwendung bei Überempfindlichkeit gegenüber einem der Inhaltsstoffe und bei akuten Magen- und Darmgeschwüren.

Machen Sie eine Einreibung oder Auflage mit warmem **Aconit Schmerzöl.**

Warme Ölauflage

Material: Aconit Schmerzöl, 1 Schüssel, 1 Innentuch (Geschirrtuch, Kompresse), 1 Außentuch (Frotteetuch), Leukoplast oder Mullbinde

Durchführung: Etwa 200 ml warmes Wasser mit 2–6 Tropfen Öl mischen, Innentuch eintauchen, auswringen und auf die schmerzhafte Körperstelle legen. Mit Außentuch und Klebestreifen oder Mullbinde fixieren.

Anwendungsdauer und -häufigkeit: 90 Minuten oder länger, bis Besserung eintritt

Achtung! Nicht bei gerötetem, überwärmtem Gelenk (akute Entzündung) anwenden. Hier können Sie bei einseitigen Gelenkbeschwerden auf der Gegenseite mit dem Aconit Schmerzöl pur, ohne Verdünnung behandeln. Dort massieren, wo auf der betroffenen Seite die Hauptschmerzpunkte sind.

Muskelschmerzen und Krämpfe

Akupressur

3 Sekunden drücken, 3 Sekunden Pause, 3-mal wiederholen, 3 Minuten Pause → S. 27

Drücken Sie Leber 3 (→ S. 30) auf beiden Seiten.

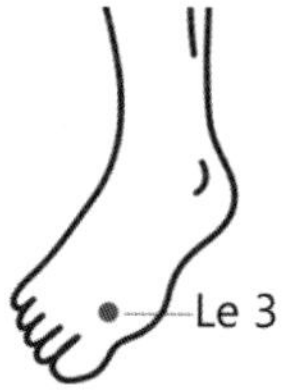

Drücken Sie Gallenblase 34 (→ S. 31) auf beiden Seiten.

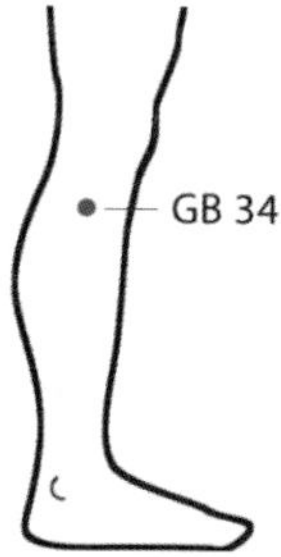

Die homöopathische Schmerzapotheke

Komplexmittel

Nehmen Sie bei Krämpfen Spascupreel nach Packungsbeilage ein.

Einzelmittel

5 Globuli/ 5 Tropfen/ 1 Tablette in Wasser geben, teelöffelweise alle 5–10 Minuten einnehmen, bis eine Reaktion eintritt → S. 41.

- Rhus toxicodendron D6 bei Überanstrengung
- Bewährt gegen Krämpfe jeder Art ist die „Heiße 7", Magnesium phosphoricum D6 (→ S. 48).

Naturheilkunde und Hausmittel

Machen Sie **wechselwarme Anwendungen**, z. B. Wechselbäder oder Wechselduschen. Hierbei werden Anwendungen mit warmem und kaltem Wasser abgewechselt (kalte Anwendungen nicht, wenn die betroffenen Körperteile kalt sind).

Essen Sie bei Muskelkrämpfen einen Löffel **Senf**. Wenn Sie unter nächtlichen Muskelkrämpfen leiden, legen Sie eine Tube Senf auf den Nachttisch und geben bei Bedarf nachts etwas Senf direkt aus der Tube auf die Zunge.

Trinken Sie das **Wasser von eingelegten Gewürzgurken.** Das machen sogar die amerikanischen Footballspieler! Möglicherweise wirkt die Essigsäure krampflösend.
Nächtliche (Waden-) Krämpfe sprechen letztlich häufig gut auf ein Stück Seife an, das im Bett unter das Spannbettuch im Bereich der Beine plaziert wird. Lavendelseife hat sich bei älteren Patientinnen besonders bewährt.

Heilpflanzen

Aconit Schmerzöl lindert Muskel- und Gelenkbeschwerden und löst Verspannungen z. B. im Rücken, im Nacken und in den Schultern. In die Haut einmassieren.
Nehmen Sie ein **Vollbad mit Rosmarinextrakt** (Badezusatz). Rosmarin regt die Durchblutung und den Kreislauf an und hat sich zur Linderung von Muskelkaterbeschwerden bewährt.

Achtung! Keine Anwendung bei Bluthochdruck.

Wenn die Beschwerden weiterhin bestehen, die schmerzhaften Areale mit **Eiswürfeln** massieren.

Zwei besondere Tipps bei Karpaltunnelsyndrom

Machen Sie abends einen **Leinölwickel** auf der Innenseite des Handgelenkes bzw. Unterarms. Träufeln Sie 1 EL Leinöl auf ein Tuch und legen dieses auf die betroffene Stelle auf, mit einem trockenen Tuch abdecken und locker fixieren. 15–20 Minuten einwirken lassen.

Massieren Sie morgens **Lymphdiaral** DS-Salbe am betroffenen Arm von der Handgelenksbeugefalte in Richtung Ellenbeuge mittig ein. Das kann eine Ergänzung oder Alternative zum nächtlichen Tragen einer Lagerungsschiene darstellen.

Rückenschmerzen

Rückenschmerzen können viele Ursachen haben, z. B.:

- Verletzung und Unfall
- Überlastung, „Verheben", einseitige Belastung
- Wirbelsäulenerkrankung
- Begleitsymptom von inneren Erkrankungen (Herz, Leber/ Galle, Bauchspeicheldrüse, Niere)

Gehen Sie zum Arzt, wenn es keine eindeutige Ursache für den Rückenschmerz gibt.

Akupressur

3 Sekunden drücken, 3 Sekunden Pause, 3-mal wiederholen, 3 Minuten Pause → S. 27

Drücken Sie bei Beschwerden von Halswirbelsäule und Nacken Dünndarm 3 (→ S. 29).

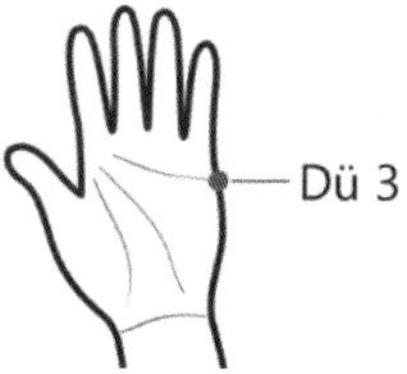

Die homöopathische Schmerzapotheke

Komplexmittel

Komplexmittel bitte nach Angaben auf dem Beipackzettel einnehmen.

- Traumeel nach Sturz
- Spascupreel bei Krämpfen

Einzelmittel

5 Globuli/ 5 Tropfen/ 1 Tablette in Wasser geben, teelöffelweise alle 5–10 Minuten einnehmen, bis eine Reaktion eintritt → S. 41.

- Ferrum phosphoricum D6 bei Auslöser „Kälte“ oder „Verheben“
- Nux vomica D6 bei Auslöser „Ärger“
- Rhus toxicodendron D6 im Wechsel mit Bryonia D6 bei Auslöser „ungewohnte Anstrengung“ oder Nasswerden bei der (körperlichen) Arbeit

Heilpflanzen

Das Arzneimittel **Phytodolor®** wird bei Muskel- und Gelenkschmerzen eingesetzt. Es wirkt

schmerzlindernd, entzündungsmindernd und ausleitend (→ Hinweise S. 53).
Dosierung: Soweit nicht anders verordnet, nehmen Erwachsene 3 x täglich 30 Tropfen, bei starken Schmerzen 3 x täglich 40 Tropfen in etwas Flüssigkeit ein.

Achtung! Keine Anwendung bei Überempfindlichkeit gegenüber einem der Inhaltsstoffe und bei akuten Magen- und Darmgeschwüren.

Johanniskrautöl wirkt bei Muskelschmerzen schmerzstillend. Am besten zieht das Öl ein, wenn man es vorher leicht erwärmt. Dafür etwas Johanniskrautöl zwischen den Händen erwärmen und dann sanft einreiben oder einmassieren.

Achtung! Die eingeriebene Haut sollte nicht der Sonne ausgesetzt werden.

Postoperative Schmerzen

Schmerzen nach einer Operation sind in begrenztem Umfang normal, sollten aber behandelt werden, da sie den Heilungsprozess verzögern können.

Gehen Sie zum Arzt, wenn ...
- Sie zusätzlich unter Fieber leiden,
- sich das Allgemeinbefinden verschlechtert,
- Ihre Selbstbehandlung keinen Erfolg zeigt.

Akupressur

3 Sekunden drücken, 3 Sekunden Pause, 3-mal wiederholen, 3 Minuten Pause → S. 27

Drücken Sie die Punkte Dickdarm 4 (→ S. 28) und Dünndarm 3 (→ S. 29).

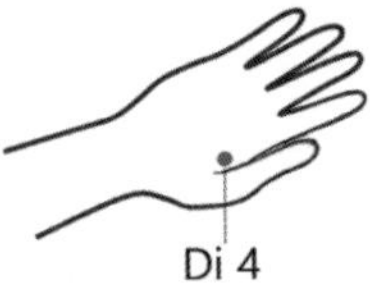

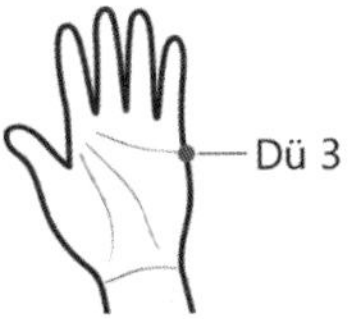

Die homöopathische Schmerzapotheke

Komplexmittel

Komplexmittel bitte nach Angaben auf dem Beipackzettel einnehmen.

- Traumeel bei Entzündungsneigung und zur Wundheilung
- Lymphdiaral Basistropfen bei Schwellungsneigung

Einzelmittel

5 Globuli/ 5 Tropfen/ 1 Tablette in Wasser geben, teelöffelweise alle 5–10 Minuten einnehmen, bis eine Reaktion eintritt → S. 41.

- Ferrum phosphoricum D6, wenn der Schmerz durch Blutverlust und Kreislaufprobleme ausgelöst wird
- Nux vomica D6 nach Zahn-OPs und allgemein bei Nebenwirkungen durch die Anästhesie (Betäubung)
- Symphytum D6 nach OP im Gesicht (Nase, Nebenhöhle, Auge)
- Natrium sulfuricum D6 bei postpunktionellem Kopfschmerz nach Liquorentnahme oder nach

rückenmarksnaher Anästhesie (Spinalanästhesie, Periduralkatheter)
- Staphisagria D6 nach Schlüsselloch-OP (minimalinvasiv)
- Hamamelis D6 nach Krampfadern-OP
- Nux vomica D6 bei Nachwirkungen von OPs

Naturheilkunde und Hausmittel

Enzyme (z. B. Karazym, Wobenzym) können eingenommen werden, wenn nicht gleichzeitig Gerinnungshemmer wie Calciparin, Marcumar usw. verordnet sind.

Achtung! Einnahme wenn möglich mit dem Arzt besprechen!

Naturheilkundliche Schmerzapotheke

Wenn Sie sich eine Schmerzapotheke besorgen wollen, bestellen Sie folgende Präparate/ Tees in der Apotheke:

Komplexmittel:
- Digesto-Hevert Verdauungstropfen
- Lymphdiaral® DS Salbe
- Lymphdiaral® Basistropfen SL
- Spascupreel
- Traumeel S

Homöopathische Einzelmittel (D6/ C12):
- Aconitum
- Arnica
- Belladonna
- Bryonia
- Ferrum phosphoricum
- Hypericum
- Magnesium phosphoricum
- Nux vomica
- Rhus toxicodendron
- Ruta

Schüßler-Salz Nr. 7 Magnesium phosphoricum (Sachets)

Naturheilkundliche Mittel:
- Aconit Schmerzöl (WALA)
- Johanniskrautöl, Melissenöl (WALA), Pfefferminzöl (als Roll-on)
- Retterspitz® äußerlich
- Phytodolor®
- Schwedenbitter

Tees:
- Kamillenblüten
- Pfefferminzblätter
- Thymiankraut
- Schafgarbenblüten
- Melissenblätter
- Gänsefingerkraut
- Fenchelfrüchte

Schulmedizinische Präparate

Achtung! Bei allen Präparaten gibt es Kontraindikationen und Wechselwirkungen. Bitte Absprache mit Arzt oder Apotheker!

Aspirin

Wirkung: Schmerzlindernd, fiebersenkend, gerinnunghemmend
Anwendungsgebiete: Leichte bis mäßig starke Schmerzen, Fieber

Achtung! Keine Anwendung länger als 4 Tage ohne Absprache mit dem Arzt.

Paracetamol

Wirkung: Fiebersenkend, schmerzlindernd, kaum entzündungshemmende Wirkung
Anwendungsgebiete: Leichte bis mäßig starke Schmerzen, Fieber

Achtung! Wegen Gefahr von Leberschädigung Dosisangaben unbedingt beachten. Bitte nur nach Rücksprache mit dem Arzt einnehmen.

Ibuprofen

Ibuprofen zählt zu den nicht-steroidalen Antirheumatika (NSAR).
Wirkung: Schmerzstillend und entzündungshemmend
Anwendungsgebiete: Leichte bis mäßige Schmerzen, in hoher Dosierung bei entzündlichen Erkrankungen, z. B. rheumatische Gelenkentzündungen

Hinweis: Niedrige Dosierungen wirken schmerzstillend und fiebersenkend, höhere entzündungshemmend.
Als Nebenwirkung speziell bei höheren Dosierungen: Schleimhautblutungen in Magen und Darm.

Der Autor

Dr. Michael Elies ist seit 1986 in eigener Praxis als Facharzt für Allgemeinmedizin, Naturheilverfahren, Akupunktur und Homöopathie tätig. Praxisschwerpunkt ist die komplementäre Schmerztherapie. Dr. Elies war von 1989 bis 2019 Lehrbeauftragter für Geschichte und Entwicklung der Homöopathie an der Heinrich-Heine-Universität Düsseldorf. Er ist seit 1991 Mitglied der Arzneimittelkommission D beim BfArM (früher BGA) Bonn. Er war langjähriger Dozent der Deutschen Ärztegesellschaft für Akupunktur (DÄGfA), von der er 1989 den Dr. Bachmann-Preis erhielt, und ist Autor zahlreicher Fachbücher und Ratgeber. Dr. Elies ist seit vielen Jahren Mitglied des Vorstandes und beratender Arzt von Natur und Medizin.

Die Autorin

Dr. Annette Kerckhoff, BSc Komplementärmedizin und European Master of Health Promotion, Lehrbeauftragte für naturheilkundliche

Selbsthilfestrategien, Phytotherapie und Medizingeschichte, ist seit fast zwei Jahrzehnten auf die laienverständliche Vermittlung von Gesundheitswissen und Selbsthilfemaßnahmen spezialisiert. Sie hat zahlreiche Ratgeber und Patienteninformationen geschrieben und arbeitet als Autorin für Natur und Medizin.

Die Buchreihe *Was tun bei ...* im KVC Verlag

Alkoholabhängigkeit – Homöopathie und Komplementärmedizin

Bluthochdruck – Mind-Body-Medizin und Naturheilkunde

Colitis ulcerosa und Morbus Crohn – Naturheilkunde und Integrative Medizin

Demenz – Vorbeugung und Selbsthilfe

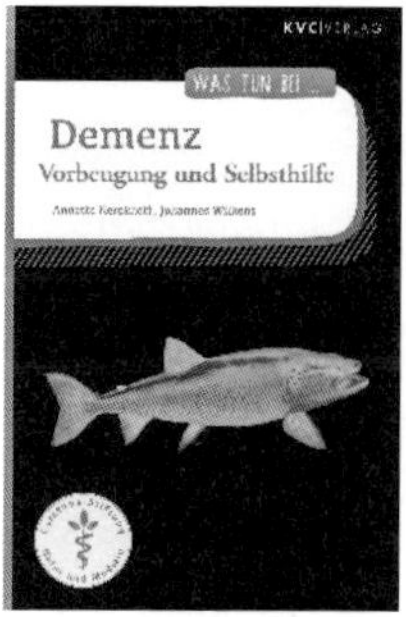

Depression – Homöopathie und Komplementärmedizin

Diagnose Krebs – Homöopathie und Schüßler Salze

Endometriose – Homöopathie und Naturheilkunde

Grauer Star und Altersweitsichtigkeit

Grippe und Infekte – Vorbeugung und Selbsthilfe

Heilfasten

Heuschnupfen – Homöopahtie und Naturheilkunde

Kopfschmerzen von Kindern

Mittelohrentzündung – Homöopathie und Naturheilkunde

Nackenschmerzen – Naturheilkunde und Selbsthilfe

Nagelpilz – Selbsthilfe und Naturheilkunde

Nasennebenhöhlenentzündung – Naturheilkunde und Homöopathie

Osteoporose – Vorbeugung und Selbsthilfe

Parkinson – Selbsthilfe und Komplementärmedizin

Prüfungsangst – Selbsthilfe und Naturheilkunde

Raucherentwöhnung

Rheuma – Naturheilkundliche Therapie

Schlafstörungen – Selbsthilfe und Schlaftypen

Schlaganfall – Vorbeugung und Nachbehandlung

Schmerzen – Akupressur, Homöopathie und Naturheilkunde

Trockene Augen – Naturheilkundliche Selbsthilfe

Krebs und therapiebedingte Nebenwirkungen – Selbsthilfestrategien und wertvolle Tipps

Wechseljahresbeschwerden

Wundheilung nach Operationen